"你是对的。"

"你最近心情怎么样?"

"原来你是这样想的啊!"

你是对的

당신이 옳다

做有力量、被需要的人，用三句话暖进人心

[韩] 郑惠信 —— 著

정혜신의 적정심리학

林侑毅 —— 译　李明洙 —— 启发

中信出版集团 | 北京

图书在版编目（CIP）数据

你是对的 /（韩）郑惠信著；林侑毅译 . -- 北京：
中信出版社 , 2022.6
ISBN 978-7-5217-3652-6

Ⅰ.①你… Ⅱ.①郑…②林… Ⅲ.①精神疗法②心
理干预 Ⅳ.①R749.055②R493

中国版本图书馆 CIP 数据核字（2021）第 210965 号

你是对的

著者： [韩] 郑惠信

译者： 林侑毅

出版发行：中信出版集团股份有限公司

（北京市朝阳区惠新东街甲 4 号富盛大厦 2 座 邮编 100029）

承印者： 天津丰富彩艺印刷有限公司

开本：880mm×1230mm 1/32 印张：8 字数：124 千字
版次：2022 年 6 月第 1 版 印次：2022 年 6 月第 1 次印刷
京权图字：01-2021-6958 书号：ISBN 978-7-5217-3652-6
定价：58.00 元

序言：

诊疗室中的改变

　　我的妻子是郑惠信，我们一年363天（没错，只去掉两天）朝夕相处，不仅是恋人，也曾是一起工作的同事，更是彼此的导师、特别的战友。在犹如战场般的心理治疗领域，她是治疗师，我是心理学家，我们作为战友，互相保护彼此。心理治疗过程的惨烈是肉眼看不见的，无论哪种创伤——源自家庭暴力或是灾难事故——对受创伤者造成的痛苦都超乎想象。

　　过去几十年来，我参观过数百次她主持的团体心理治疗①

---

① 团体心理治疗，一般由1~2名治疗师主持，治疗对象可由8~15名具有相同或不同问题的成员组成。治疗以聚会的方式出现，可每周1次，每次时间1.5~2小时，治疗次数可视患者的具体问题和具体情况而定。在治疗期间，团体成员就大家所共同关心的问题进行讨论，观察和分析有关自己和他人的心理与行为反应、情感体验和人际关系，从而使自己的行为得以改善。——编者注

（一般五六人，有时多达数十人）。通过这种治疗，有些人获得了新生，有些人恢复了正常生活，也有些人找回了难得的笑容。和我们一起在诊所工作的志愿者们，看到当事人痛苦地来找治疗师郑惠信，离去时的模样却截然不同，他们好奇地问我："那（诊疗室）里面发生了什么事啊？那些人的脸色、表情都变得不一样了。"

面貌确实会因心念改变。我经常听说，有人整晚胡思乱想或与人大吵一架后，第二天起床照镜子，整张脸犹如槁木死灰。

我也见过有些人一开始神情绝望地走进诊疗室，也有些人像发狂的犀牛气冲冲地跑进诊疗室，然而经过治疗后，他们都心情舒畅地走出来，眼神变得像小鹿一样温柔。

或许有人会嗤之以鼻，心想："难道用了什么灵丹妙药吗？"或者感到莫名其妙："又不是施魔法，太夸张了吧！"没错，的确没有灵丹妙药，也不是魔法，我要介绍的是一剂没有副作用的药，一段非宗教性质的拯救人心之旅。亲身体验过团体治疗的人、目睹来访者面貌改变的人，甚至是一起参与其中的我，都无法理解眼前奇迹般现象背后的原理究竟是什么。她和那些遭受痛苦的人之间，究竟发生了什么事？

为了解释这些问题，郑惠信将她的诊疗经验和心得集结成这本书。这本书不是用来读的，而是用来实践的。就像心肺复苏术①一样，熟悉急救动作远比掌握急救的理论更重要，这样才能在危急情况下拯救生命。这本书所介绍的，正是关于心理复苏术的内容。与其说它是一本书，不如说它是一本关于共情的行动指南。

为了便于读者理解"适用心理学"这个新的概念，郑惠信将自己的共情理论融入其中，花费三年左右的时间建构与验证理论。在我看来，她早已经脱离精神科医师的职业范畴。她认为不是拥有职业资格证的人就是治疗师，能够拯救他人的才是治疗师。

我多次亲眼见证，通过她的努力，改变了原本深陷痛苦的患者的状态。如果你有志于通过心理治疗拯救自己或帮助他人，你会需要这本书；心理学领域的研究者也会需要这本书。

本书的内容可以说是所有心理治疗的基础，并且，本书中的理论也经过了许多经验丰富的专家验证。

需要在心理上帮助他人的从业人员，例如心理咨询师、学校教师、职场培训师等，以及想要与他人共情、帮助身边心理有创伤者的人，我推荐你们读读这本书。衷心盼望这本书能成为人人

---

① 心肺复苏术，简称 CPR，是针对骤停的心脏和呼吸采取的救命技术，可以帮助恢复患者的自主呼吸和自主循环。——编者注

必备的心理治疗指南，就像每个新生儿家庭必备的《新生儿父母手册》一样。即便已经读过好几次，也要时时放在身旁，必要时翻开，再次阅读，加强记忆，这样才能在关键时刻发挥作用。

在心理治疗方面，郑惠信是我的导师。据她本人的说法，在写作方面，我是她的导师。七年来，我是她文章的第一号读者，也作为她眼中的写作导师给予修改意见。与过去相比，她的文章变得更质朴、直接，我能感觉到她更想真切地表达某些想法的心情。她不追求华美的辞藻，并且会刻意重复相似的内容，甚至有时会原音重现某些当事人的真实心声。

对于彼此的文章，我们总是从写作的角度给对方提建议，不过这一次我只补充了最基本的看法。因为这不是当作文学作品去写的文章，而是她的真实的工作记录，只为向读者传递共情理论。读着这本书，我心情很激动，因部分章节内容而唏嘘不已。书中有太多如闻其声、如见其人的案例，读者一开始读到概念说明的内容时，也许会感到难以理解，那是因为大家从未思考过这个问题。这时只要搭配案例再读一遍就好，就能理解透彻。

读完本书，如果你懂得不轻易对他人"批评指教"，就算学会基本的共情了。"除了批评指教，我还能说什么呢?"如果能帮助你解决这个问题，这本书就更有价值了。

在阅读本书的过程中，看到这样的段落我总是忍不住哽咽，那就是察觉到对方有过痛苦的经历，而自己之前却不知道。"原来你心里那么痛苦，我却什么都不知道。"比如一位小学生在学校和同学打架，遭到老师的责骂，回家后向母亲诉苦，母亲却要孩子下次别再那么做。孩子哭着说道："妈妈你这样不行，你应该要问我为什么会打人啊。老师只会骂我，我已经觉得很难过了，妈妈要安慰我才对啊。是那个人先惹我的，我忍了好久才打他。怎么连妈妈你也怪我不对呢？"

孩子的这番话，表达出希望母亲站在自己这边并询问事情经过的心情。

还有一个在幼儿园里受到排挤的六岁的孩子，一直以来母亲都温柔又坚定地支持她。最后孩子哭着对母亲说："妈妈，谢谢你，我心里一下子轻松了。"

这一切的关键就在于共情。

这本行动指南收集了治疗师郑惠信的所有治疗经验。我相信并期待她的这本书能够拯救他人，为人们的伤口涂上药膏，帮助人们重建良善的关系。

李明洙

2018 年初秋

自序：

表达安慰的关键对话

　　"适用技术"是一种根据不同国家、地区的个别情况，适应当地产业、社会或经济需要的实用技术。我将适用技术"适时适地适人"的概念与心理学结合，提出一套实用的治疗方法，并称之为"适用心理学"。这个词如此简单又美好，我已被它深深吸引。

　　在非洲的某个村庄，因为缺乏饮用水，孩子们一大早就要背起水桶外出汲水。他们往往需要步行数小时汲水后再返回。由于孩子们走路很吃力，加上水桶破旧，回程中几乎流失了半桶水。得知这件事的设计师，与其他人合作设计了圆筒状的水桶。

　　之后，孩子们的生活出现了转变。他们像是在玩游戏般，将装满水的水桶一路滚回家。如此一来，不仅可以用更短的时间搬运更多的水，还能更有效地储存水资源。村民的生活也发生了改变。孩子们原本因为要汲水无法去学校，现在也可以上学了。一个如此简单的水桶设计为日常生活带来了奇迹。这是一个常见的成功的适用技术案例。

在这个人类梦想迁居火星、航天科技发达的时代，仍有一群人因为缺乏简单且实用的技术而无法过上正常的生活。适用技术的概念，正是源自对他们的关怀与关注。

在以人类生活富足为目标的科学时代，甚至是科学万能的时代，却只有少部分人过着富足幸福的生活，这是相当奇怪的现象。有些人认为其原因并不在于我们缺乏最先进的科学技术，而在于我们日常需要的适用技术不足、资源分配不均。这是细腻而伟大的洞察，所以我在初次接触到适用技术的概念和相关案例时，内心非常激动。

简单的科学原理和平凡的技术带来的结果并不简单平凡，甚至创造出杰出惊人的成果，将原本充满痛苦的灰调人生变为彩色，就像看着口袋中原本皱巴巴的纸片，经过魔术师吹一口气后，变成鸽子往天空飞去。

只不过这里还需要加上一点，那就是"洞察他人痛苦的细腻心思与热忱"。这是将非现实化为现实的奇妙力量，犹如魔术师吹的那一口气。当适用技术的概念如宣纸上的墨水渗透进我的内心时，正好与我当时的想法一拍即合。这不仅解答了我在治疗（主要是创伤治疗）过程中听着泪流满面的人吐露心声时心中出现的疑问，也是我长久以来身为心理治疗师的想法：我们真正需要的不是专家的心理学，而是适用心理学！

越是心理治疗专家，越容易提供"无用的帮助"

近十五年来，我曾与许多受创伤者并肩作战，例如曾经试图自杀的被解雇的员工、"世越号"① 遇难者的家属等。在对他们进行心理治疗时，我能清楚感受到他们的痛苦，他们几乎不可能抚平的内在创伤。同时我也深刻觉察到这样的事实：与心理治疗相关的职业资格证，在创伤治疗中根本派不上用场。

在社会性的灾难发生时，心理治疗专家、社会活动家、志愿者等许多人都会参与救助，但灾难过去一段时间以后，那些专家就不再出现了。这是我长久以来观察到的现实。专家撤退并非因为受创伤者情况获得改善或好转。恰恰相反，原本的混乱状态经过一段时间的沉淀后，心理上的伤害会更明显地表现出

---

① 2014 年 4 月 16 日上午，韩国"世越号"客轮在全罗南道珍岛郡观梅岛西南方向约 3 公里的海上沉没。这次沉船事故造成 296 人死亡，142 人受伤，另有 8 人下落不明，让全体韩国国民沉浸在悲痛之中。——编者注

来，此时必须给予更多相关治疗，然而这却让专家们望而却步。

"世越号"惨案发生时也是同样的情况。一开始有许多心理治疗专家参与治疗，后来几乎都消失不见，反倒是志愿者的数量不断增加。志愿者们说："我们没办法坐在家里袖手旁观，所以就赶过来了。"他们觉得自己什么忙也帮不了，却流着泪帮忙打理每一件事。他们为受创伤者准备食物、洗碗、打扫，一边不断倾诉着自己心有余而力不足的悲伤、愤怒与无力感，一边握紧"世越号"遇难者家属的手，与他们一起哭泣。

他们这种真诚的表达，给受创伤者带来了实质性的帮助。我曾多次看见这样的画面：志愿者们以行动和眼神，告诉那些遭受创伤后不再相信世界和他人的人："你不是只有一个人。"这才是真正的表达安慰的关键对话。

那些志愿者虽然并没有心理治疗师的从业资格，但他们努力寻找需要自己出力的地方，发挥小我的功能。"世越号"惨案发生时，政府官员们对遭受创伤的遇难者家属态度冷漠，甚至往他们的伤口上撒盐，而志愿者们用他们始终如一的行动，用人类的共同情感形成了"强大的连接感"，成为那些家属的救命绳。

这条坚韧的救命绳充满了势不可当的治疗能量。我称赞他们的举动，他们却坚称自己并不懂心理治疗，觉得我的称赞用在他们身上并不恰当。志愿者根据个人的体会和经验采取的行动，其力量和效果与那些用专业理论指导行动的专家截然不同。

在其他灾难事故中，也不断出现类似的情况。志愿者们一开始虽然在混乱中手足无措，不过最后总能给予受创伤者实质性的帮助；相反，拥有职业资格证的专家一开始挺身而出，用自己的专业知识和经验明确指出治疗方法，但很快又匆匆离开。与其说他们因为工作繁忙，必须立刻回到自己的工作岗位上，不如说受创伤者不再向他们寻求帮助，甚至拒绝他们的帮助，致使他们离开。

这是为什么呢？为什么越是心理治疗专家，越容易治疗失败？如果在生命处于危急关头时，专家都不能发挥自己的作用，甚至这种情况一而再，再而三地发生，那么专家身份究竟还有什么意义？

我自己也有相关职业资格证，所以敢在这里冒着被误解的风险，用精神医学的例子进行说明。精神医学是为了诊断与治疗精神病或精神相关疾病而在学术或临床领域设立的一门学科。在这个领域中，必须固守从疾病的角度来看待人类痛苦与冲突的传统，所以精神医学更重视从"病患"的角度来看人，而非"人"的角度。医师们从入行开始，就已经习惯这种下意识的治疗过程。对于我和其他精神科医师来说，这种观点是理所当然的。于是本该为人类最大利益服务的精神医学或心理学，长久以来与学科原本的理念背道而驰，逐渐脱离了对人类本身的探索。

我曾经听过受创伤者向专家恳求"真正有用的帮助"。什么是"无用的帮助"？"有用的帮助"为什么帮得上忙？"无用的帮助"又为什么帮不上忙？

不少精神科医师在充分聆听受创伤者的悲伤与痛苦前，已经开出药物处方。这是因为他们将受创伤者表面的痛苦视为主要症状，并以此作为疾病的判断依据。这种以神经递质失衡来解释抑郁症的病因，并用药物减缓病患症状的行为，是医师的惯常做法。

确实，当失眠或焦虑等症状减弱了当事人的复原力，为当事人的日常生活带来了更大的痛苦时，利用药物治疗可以在一定程度上减缓症状。但是对于受创伤者而言，失去子女后又被当成精神病人看待，无疑是二次伤害。他们已经承受了身心被撕碎的痛苦，而医师又把他们当作病人，就会加重他们的痛苦。

受创伤者所期望的，是对方将自己当作遭受痛苦的人，而非病患。他们只是希望专家们别再冷漠地开出处方，而是用心去关怀他们难以启齿的巨大伤痛，深入理解与体会他们的心情。

受创伤者的这种期望其实很常见。事实上，我们所有人在日常生活中遭受伤害、感到郁闷或孤独时，都会产生这种最直接的心理期望。

我已切身体会到，包括我在内的这些心理治疗师，对于人的认知仍存在一定局限。要摆脱这种认知的局限，其实非常困难。

心理治疗中的转折点

每当家中有人向我倾诉感冒了、很不舒服时，我总是回答："那不是什么严重问题，没啥大不了的。忍一忍就好了。"这句话确实没错，但是他们对我的反应很不满意。当时我无法理解他们为何感到失落，只觉得他们太矫情，太脆弱。感冒不算什么大病，那些不舒服的症状过一段时间就能自行缓解。感冒也不必吃药，只要多喝柳橙汁这类富含维生素 C 的饮料，充分休息，就会自行痊愈。没什么需要特别照顾的，也不必特别在意。从医学角度来看，我的话没有说错，更不是冷酷无情。

但是听到这句话的人，感受却不一样。即使没有患上足以致死的重病，也希望他人真心关心自己身体的不舒服；即使病情轻微，也希望别人告诉自己日常生活中该注意的事情，或者介绍一两个偏方，这样才会感到贴心又温暖。

这些反应的背后，是希望他人在对待自己身体的不适时，别表现出一副无所谓的态度。他们期待自己的痛苦能被真诚对待。人类的这种期望或心情近乎本能，在身体健康时是如此，在身体不适时更是如此。

当时我并未察觉家人的这种心情，只把重点放在对方倾诉不舒服的症状上。在医学上，没有进入疾病范畴的所有状态都是正常的，既然正常，那么身为医师的我当然觉得无所谓。但从对方感受来看，我就是一位无情的医学工作者。

医生很容易忽视病人的感受，我是研究心理问题的精神科医师，仍免不了如此。我无法脱离以疾病为治疗关键的认知。但是人们期待的精神科医师，是对人类心理拥有深刻的洞察力和经验的人，是心理专家＋大脑专家＋人文学家＋社会学家＋哲学家的结合。遗憾的是，我们都没有做到。

过去我单纯从疾病角度去看待"人"时，每次在诊疗室见到不同的人，我都像踏入迷宫般茫然。那时，我甚至不知道为什么自己感到茫然无助。我试着钻研各种理论，也积极参加各种学术会议和工作坊，全心投入心理咨询工作以累积经验。我也曾经就心理咨询中的困惑向医生前辈寻求指导，但仍然没有找到答案，那种空虚、慌乱的感觉依然存在。

后来，我发现有个方法能让我摆脱困扰，一解疑惑，那就是把我眼前的所有人都当成患者。

从精神医学的观点或疾病的观点来解释人，所有问题都会变得单纯。因为几乎所有问题都可以被解释为生理上的疾病，这自然简单得多，接着再根据症状给予合适的药物就行。只要这样做，我就能立刻摆脱自己心中的混乱。对患者进行医学说明后，任何患者都不会提出异议，而我也被推崇为专家，人们会把我的意见奉为圭臬。对于任何一位上门求助的人，我这位拥有职业资格证的专家都有绝对的主导权。只要上门求助的人没有离开我的诊疗室，我就能继续为他指点迷津。

专业医师的身份使我误以为"我熟知所有答案"，但其实就像没有清洗干净的污垢被棉被盖住，我内心对于人类本质的困惑，始终存在，并且越发迷茫。

我终于迎来了一个重要的转折点：我开始在诊疗室以外的地方，聆听人们内心的声音。近十五年来，我不断地与大企业的高管和员工、公务员、官员、律师等社会各个领域的人畅谈心事。

我深入聆听他们的人际关系问题、生命与内在的矛盾、欲望与创伤。他们不是登门找我讲述自身症状的患者，而我当然也没有把他们当作患者。他们只是愿意和我分享他们生命中的一切。我发现，在这些人当中，有许多是过去我在诊疗室经常接触到的类型；我治疗过的一些患者，很多在本质上和这些人并无太大差异。

换言之，我和人们见面的场所（取决于是不是诊疗室），深深地影响了我如何看待他人。过去我之所以无法将眼前的人视为全然独立的个体，原因就在于此。我终于知道，长久以来身为精神科医师对于"人"感到困惑的原因了。

来到诊疗室的人，多数都是忍了又忍，忍到不得不寻求医生协助的时候才来的。对他们而言，当下需要他人的帮助，只好放弃尊严，被当作病人也无妨。从另一个角度解释这句话，就是进入诊疗室后，医患（医生—患者）关系永远是对医生绝对有利的关系，也是以医生为中心的关系。

而在诊疗室以外的日常空间见面时，人们总想努力表现自己的魅力，守护自尊。要在那种日常空间吐露真实的心声，就需要特别且充分的理由。

影响人心的最根本因素

在诊疗室以外的地方走进人们的内心后，我才真正知道，走出诊疗室后，我们在心理上是平等的。他们不把自己当作患者，而我当然也不认为他们是患者。

过去我总是将诊疗室内的人定义为患者，下意识地站在医生的优越位置面对他们。而在诊疗室外，没有了"白袍"这件保护外衣，我才能平等地聆听他们的心里话。

任何人都有创伤，也有某些比别人更敏感的心思。一个人无论多么健康，也不可能 24 小时保持健康；神经衰弱的人，也并非 24 小时都是神经衰弱的状态。

现在，我觉得自己可能与传统意义上的精神科医师有所不同了。也就是说，我对人的观点或态度可能与精神科医师同行有了很大不同。

近十五年来，我白天和企业家、律师、官员见面谈心，晚上或周末则去陪伴灾难事故中的受创伤者。经过这段时间，我才完全找回对"人"的感觉。我的内心感到前所未有的宁静、沉着与坚定。

灾难后的心理创伤，伤口直接暴露在污染之中，没有干净的消毒室，也没有手术室。尘土附着在伤口之上，引起发炎，造成日后的二次创伤、三次创伤。

对受创伤者而言，他们已经没有心力去承受专家的误判或疏忽。他们虽然宣称自己不是患者，而是受创伤者，但是他们比世界上任何一位患者都承受着更致命的伤害。在他们袒露自己的伤口前，必须与他们展开一场心理战。

专业医师不等于治疗师，能拯救他人的才是治疗师。唯有在了解人的本质、创伤的本质后再采取行动的人，才是治疗师。

我同时接触过社会顶层的人和瞬间被推入泥淖中的底层受创伤者的内心创伤，从中发现了一个事实：无论处在什么情况下，拥有什么样的外在条件，总有影响人心的最根本因素。

影响人类生命至最后一刻的，不是环境，而是人类本身。抛开外在条件，所有人都只是一个个体。

如今我可以说，把生命的痛苦看作疾病的医学观点大错特错。将"人"视为"人"，才是真正的专家该有的态度。我相信在这个基础上，适用心理学是所有人都能够用来帮助自己，也能直接帮助家人或朋友的工具。

我亲身体验过的治疗原理与机制

一百多年前，弗洛伊德开始研究门诊病患，建构精神分析理论。其影响范围之广与深，自不必赘言。身为治疗专家，我个人观点中的一部分也是建立在精神分析学的学习与经验上。我深入研读过他的各种理论，也是在他的影响下成为一名精神科医师。

但是我没有在这本书中引用教科书中出现的弗洛伊德或荣格、阿德勒等精神分析学家的理论或学说，我认为没有这个必要。

我想从我个人的视角，谈谈到目前为止从案例中体验到的治疗核心原理与机制，希望借由每一个活生生的生命故事，为人们提供"有用的帮助"。我将会以我过去的个人经验为重心，谈谈实际的治疗技巧，这些技巧可以真正为自己与身旁的人带来帮助，甚至让你在不知不觉中拯救他人。

就像适用技术可以改变人类的生活一样，我希望适用心理学也能达到那样的效果。我们也可以换个说法，适用心理学不是理论，而是在实际生活中具有实质功效的实用心理学。这种可以帮助我理解自己和他人内心的简单心理学，我称之为适用心理学。

如果法律规定只有具备厨师资格证的人才可以做饭，我们的生活会发生什么变化？想要填饱肚子，就得每天吃外卖或去饭馆。而在实际生活中，我们通常自己做饭。虽然有时也会外食，但是并不完全仰赖厨师。即使不吃厨师准备的高级料理，也不会有任何问题，可是如果长时间不吃家常饭，就会感觉不适。那正是家常饭的力量。

和生理饥饿一样，我们还会面临人际关系中的冲突以及冲突带来的焦虑。我们不可能为了解决这个问题，每次都去找专业医师或咨询师。如果出现这个问题的频繁程度就像不吃三餐总会出现的饥饿感那样，并且每次都得寻找专家帮助，那么我们如何才能过上正常的生活？这就是为什么我们需要像家常饭那样可以用来自行解决心理问题的心理学。

在日常生活中，当食欲无法获得满足时，人们容易感到疲倦、变得暴戾或充满无力感。同样，当作为生命根本的人际关系遭遇冲突而无法获得解决时，长久下来，不仅容易造成性格扭曲，人生也将困难重重。为了过上安定的生活，我们需要像家常饭一样简便的治疗方法。而这个治疗方法，正是适用心理学。

适用心理学的核心——共情

近年来，医学界总是将造成我们生活不便与困扰的原因，例如精神疾病、抑郁、焦虑、敏感等，归咎于生理因素，并且这股趋势愈演愈烈。对于这种带有偏见的主张，我完全不认同。和我抱持类似想法的精神科医师不少，但是我们的想法散播至整个社会的速度仍如龟速般缓慢。这是精神医学界长久以来脱离医学、科学领域，转而进入产业链所造成的问题。

产业链的力量对临床的影响相当巨大，几乎难以想象。如果要改变这种将焦虑或抑郁等问题视为脑部疾病的普遍认知，创造一个新的思考空间，必须有个足够强大的新力量，穿越制药公司这样庞大的资本与政府、媒体筑造起的铜墙铁壁。

这个时代在解释几乎所有心理上的困境时，都试图从大脑中寻找原因，而我想要向世人传达一种心理力量。这个力量可以随时启动，也能比药物治疗更快速地撼动人心，有效应对真实生命中的痛苦。而这个力量的关键，正是共情。

我所说的共情，是体认到"界线"的共情。关于这个部分，我将会在书中详谈。

这个界线分明、立体的共情，就像是家常饭一样的治疗方式，也是适用心理学的关键。

共情适用于任何人。只要彻底了解了共情，你就会像观看白纸化为白鸽的魔术一样，见证它的神奇效果。

郑惠信

2018 年 9 月

我允许别人如他所是。

我允许，他会有这样的所思所想，

如此评判我，如此对待我。

因为我知道，

他本来就是这个样子，

在他那里，他是对的。

—— 【德】伯特·海灵格（Bert Hellinger）

心理治疗师，"家庭系统排列"创始人

目　录

作者声明

　　本书中收录的案例皆已获得当事人的同意，同时为保护当事人，书中均以化名表示，并修改了部分个人信息。

第一章

我们为什么感到痛苦？

"你一定是有非那么做不可的原因"

人们被断水、断电时，无法维持最低限度的生活需求；氧气供给中断时，则无法维持生命。

为了维持心理的生命，有个像氧气一样必须持续供给的东西，那就是他人的一句"你是对的"。当这个供给中断后，心理的生命也将逐渐消失。

或许有人会问："人当然有正确的时候，不过也有可能判断错误，做出错误的行为，怎么可以说永远是对的呢？"我在这里所说的"你是对的"，并非表面意义的对或错，而是更本质的含义。

举个例子：十七岁的小 A 与父母不合，每次不想回家的时候，只能彻夜在外游荡，四处打电话给朋友。这时朋友总会劝他："何必把自己弄得这么狼狈？快回家吧，别傻了！"

正需要清新空气的小 A，此时的感觉想必就像被关进了充满废气的地下停车场吧。

这时小 A 需要的氧气，是一句"你又回不了家啦，是不是发生什么事了"，而这句话的背后，是意识到"这个时间你还在外面游荡，一定是有让你非这么做不可的原因"，是对他无条件的相信与支持："小 A 不是怪人，不会突然做这样奇怪的事。"这句话能带给小 A 绝对的安心。人们必须先有"我没有做错"的信心，才能思考下一步该往哪里走；必须先对自我有信心，才能理性地面对现实。

"你一定是有非那么做不可的原因"，这句话才是"你永远是对的"的本意。这是毫不迟疑地跟对方站在同一阵线，是人类维持心理生命必需的氧气。

请和我站在同一阵线

"对方的行为明明莫名其妙，我还支持对方，说'你是对的'，会不会让对方误会？他会不会因此自满，最后犯下大错？都说良药苦口，人们还是需要更多忠言逆耳的话吧？"

很多人都会有上述想法，认为这才是理性的。其实那只是先入为主地认为其他人都是愚昧、肤浅的，同时也证明了自己的傲慢。

人们不会将对方说话的内容当作信息的全部，而是下意识地将话中包含的情绪和前提当作最基础的信息。听到对方说"你是对的"，小A不会真的认为在外游荡了不起，而是知道对方没有责怪他，全然接纳最真实的他，从而感到安心。听见这句话的小A，犹如在氧气稀薄的地方瞬间大口吸入了高浓度的氧气，一下子满血复活。

一个人在万般绝望、痛苦不堪时，最需要的是他人对自我感受的接受，例如"你会那么做，一定是有什么原因""你是对的"。从绝对客观的角度给予建议或帮助，却忽略对个人感受的关怀，这种行为就像为缺氧的人准备丰盛的大餐，不仅没有必要，也没有意义。为呼吸急促甚至需要呼吸器维生的人准备一份炸鸡，既不能挽救对方的生命，也得不到对方的感谢。

十七岁的小A不是没想过："这么冷的天，为什么我要这样做？"从家里夺门而出时，确实有非那么做不可的原因，但是冷静一想，自己的确是过于冲动。他之所以需要别人对他说一句"你是对的"，其实是因为连他自己也无法认同自己。

"为什么我要这样做？为什么每次都这样？"这种人格分裂式的自我质疑，会发生在大部分的人身上。即使在心里斩钉截铁地否定，坚称"我才不会那样"，行动的时候也会无法控制自己。小 A 打电话给朋友，并不是为了得到建议，而是希望对方和他站在情感的同一阵线。

"爸妈那样对你，你肯定不想回家啊。"如果能听到这句话，小 A 必能瞬间获得力量，当晚的愤怒和委屈立刻烟消云散。"你在外游荡一定是有原因的。"这句神奇的话语能让小 A 感到心头一暖，立刻打消离家出走的念头，他终于知道，"我没有错，我没犯错，不是我不正常"，接下来就能冷静地思考下一步该怎么做。

先说"你是对的"

在生活中，不时会听见周围的人说心情抑郁，想死或真想杀了某某人。这时你可能开始紧张了：在那种情况下，还要跟对方说"你是对的"吗？可以那么说吗？当然，可以那么说，而且必须那么说。

"我真想杀了他""我想死"的极端情绪状态，终究会像阳光下的朝露，消失得无影无踪。我在沟通、咨询的过程中，有过无数次这样的经历。人类的愤怒、委屈与受伤，都是需要关怀的情绪。只要提供长时间的日光照射，大多数都会消失。听见对方说"我要离家出走""我要辞掉工作""我想死"，便立刻回答："你怎么可以那么做？那绝对不可以！"这种反应说明完全没有听懂对方的无助。

这种时候，我总会特别强调："你一定是太累了，想把这些事都抛开。你会这么想，一定是有原因的。"接着询问对方："具体发生了什么事情，让你心情这么糟糕?"不管对方是谁，不管是对什么情况的抱怨，这样的回应都能发挥作用。

一个人不会没来由地离家出走，也不会无缘无故想死，更不会莫名其妙想杀人。在说出那些话之前，他们已经在心里想过数百遍不该那么想的原因了。所以无论如何，我总是先肯定他们的心情。我相信在出现那种想法前，一定会有不得不那么想的原因，所以我先说"你的心情是对的"。其他要说的话，都必须在这句话之后。这才是正确的顺序，也是对人心的尊重。

从听到对方说出一句"你是对的"那一刻起，人们一直念叨的"我要离家出走""我想死""我要杀了他"就被推翻了。

"你是对的。"

短短一句话，具有改变所有人的强大力量。没有什么是比这句话效果更好的了。

爱表现的人，是因为很少被关注

有一天，参加同学聚会的好友向我抱怨，聚会上的人都急着表现自己，对话就像打仗一样，就好像在上综艺节目，得和同组来宾互相较劲，争取发言机会。

在现实生活中，的确有不少人热衷于"表现自我"。

就像篮球比赛中，有使出各种高超球技阻挡对手抢球的篮球选手，也有负责抢球的敌队选手，一旦抓到机会，人们总是想将话题转到自己身上。在同学聚会那样的场合，更是如此。虽然有些人在回家的路上会对刚才的表现感到后悔，"我今天是不是说太多自己的事了？"但是下次再到那样的场合，又会故态复萌。

发现表现机会来临的时候，人们甚至会无暇顾及礼貌。其实这种过度表现自我的行为，是因为没有得到过最低限度的关注与关心，长久以来没受到过重视。

年轻人的孤独死

最近几年，"只有老人才会孤独死"的认知开始被打破。孤独死指在没有任何人的照顾下孤独死去，并在死后很长一段时间没有被发现。现在，孤独死的年轻人也在逐渐增加。以首尔为例，过去年轻人的孤独死大多发生在考试村密集的冠岳区，如今则转到江南区。为了赚钱打拼涌向江南区的年轻人，大多居住在一个个小小的单身公寓里，成了悲剧的主角。

一位深入江南区采访年轻人孤独死问题的记者曾说过，江南区公寓密集的地方分明住着很多人，却很少看到路上往来的行人，也听不见人声。在江北年轻人聚居的地方，每到夜晚，喝酒吵闹的声音不绝于耳，然而江南公寓区却出乎意料地安静。住在江南区的一位年轻人低声说道："大家认为在这里吵闹会影响别人，所以这里变得出奇安静。"

　　听见这句话，我想起了四五十年前从乡下来到首尔打拼、住在有钱人家地下室当用人的年轻人。他们白天卖苦力，晚上回到地下室后，得安安静静活得像不存在的人一样。过去那些拼命抹去自己痕迹的贫穷人家的儿女，竟与今日聚居江南区赚钱的年轻人重叠了身影。

　　这些年轻人在名为江南的巨大豪宅内工作，每到夜晚，就得回到宛如地下室的小公寓内，像影子一样活着。想到这些担心自己造成他人困扰、一片死寂地活着的年轻人，我就感到心痛。

　　我曾经看见从江南地铁站出口鱼贯而出的人们，脸上全带着愤怒的表情，我很吃惊。一位年轻的上班族女性曾表示，过去在公司保持微笑不仅看起来轻浮，也给人缺乏专业的感觉，所以决定不再微笑。因为经常微笑容易被视为工作态度不严谨，所以她只能一个人在家看着综艺节目哈哈大笑。

随着自媒体、社群网络的发展，很多人会浏览网络上同龄人分享的生活点滴，借此获得心理上的补偿，就像在减肥期间看吃播的人一样。但是另一方面，他们不免也会产生"人家的生活真是多彩多姿啊"的想法，因而更加自卑。

总而言之，担心大声说话干扰他人，或是担心微笑看起来不够专业，因而生活得战战兢兢的人，虽然能感到生命困顿无力，却无法尽情说出心中的苦楚。难道从喜怒哀乐等情绪中抽离出来，就可以不再感到烦乱，生活从此一帆风顺了吗？人生就不会再面临挫折了吗？

当然不是。

"你最近心情怎么样？"

一个人要过上完整的生活，最不可或缺的正是情绪。情绪是个体的核心。一个人的价值观、气质、兴趣等，是展现一个人与众不同的重要因素。只有我的情绪，才是"真正的我"。那些被抹去情绪的人，被迫隐藏喜怒哀乐的生命，早已远离了"自我"。

那些压抑情绪、被视为透明人的个体，他们逐渐模糊不清的生命终将走向何处？我想那必然是像被消音手枪无声射杀的人一样，只能静静地倒下。年轻人的孤独死，便是这个极端的结果。在消失的前夕，有人会出现粗鲁狂暴的失控行为。比如一个人被关在氧气逐渐耗尽的地方，忽然窗户被打开，他立刻就会开心地大口呼吸。当一个人的自我逐渐被抹去，最后表现出来的冲动行为其实正是生命结束前的呐喊："我在这里！请看看我吧，请注意到我的存在吧!"

平时不管遇到谁，我总会问一句："你最近心情怎么样?"不只是一对一见面的场合，多人聚会聊天的场合也是如此。无论什么场合，随时都会有机会插入这句话。无话可聊的时候、对话陷入冷场的时候，都可以来上这么一句。问出这个问题后，将会发生令人意外的转变，问题前后的对话质量也将出现显著差异。因为这句话虽然看似不起眼，却是一句关心对方的问候。

在现今社会，许多人尽管在心理上已经接近崩溃，却不敢表露出来，只能拼命抑制着，这时一句"最近心情怎么样"的问候，甚至能达到心理复苏术的意外效果。这句问候可以发挥的力量，犹如一台自动体外除颤器（AED）。哪怕是接受过简单的心肺复苏培训的小学生，都能够在路上拯救忽然倒下的成年人的性命，心理复苏术也有同样效果。

- 一个人在万般绝望、痛苦不堪时，

  最需要的是他人对自我感受的接受，

  例如"你会那么做，一定是有什么原因""你是对的"。

  从绝对客观的角度给予建议或帮助，

  却忽略对个人感受的关怀，这种行为就像为缺氧的人

  准备丰盛的大餐，不仅没有必要，也没有意义。

- "为什么我要这样做?为什么每次都这样?"

  这种人格分裂式的自我质疑，会发生在大部分的人身上。

  即使在心里斩钉截铁地否定，

  坚称"我才不会那样"，行动的时候也会无法控制自己。

第二章

情绪和感受是走进自我的一扇门

视他人如空气的社会风气

一名二十多岁的女性遭同居男友杀害，弃尸于某处乡间住宅的花圃，过了许久才被发现。她和家人很少往来，上班的工厂内部规定，连续三天未出勤就自动辞退，因此她的遗体被发现时，她正处于被辞退的失业状态。在她被弃尸后的几天里，没有任何人对她的消失感到奇怪。

我们小时候只要一天没有到校，老师就会立刻联络家长，然而如今这个时代，即使同事失联好几天没出现，也只意味着被人事从员工名单中除名而已。

将他人视为幽灵或空气，似乎已经成为我们的社会风气。不将人看作一个个体，并给予尊重，这种风气正如雾霾般悄悄笼罩着我们整个社会。

每个人都需要被看见

如果以身体来比喻内心感受，那么外表、权力、财力、能力、学历等条件就是包裹着身体的几层衣服。仔细观察那些受到过多关注与注视的人，外界对他们的关注和称赞大多不是针对他们的感受，而是披在他们身上的这几层衣服。但我们的工作、学历、职业不是真正的"自我"，我们的财力、权力、外表或能力，也不代表"自我"。

所以拥有这一切外衣的人，当他们得不到外界对他们的真正关注时，就会出现心理问题。因为旁人认为他们拥有的外在条件太多，将他们因为内在感受不受重视而产生的不安或恐惧，看作矫情的无理取闹。这会使得他们日后陷入更深的心理困境，并为此付出代价。

有的人身处有重要影响力的位置，拥有一辈子都用不完的财富。打个电话，就有一群好友随时前来支援。无论参加什么聚会，总能成为主角。一言一行、一举一动，都受到人们的关注。然而即使是这样的人，依然会感到孤单寂寞。当身旁亲近的人都无法理解他的孤单时，他就会感到更强烈的孤单。他可能是某位政治人物，也可能是事业有成的企业家、身处巅峰的明星。在关于自我的问题上，人类的欲望其实相当一致。

有钱人见到他人，总会反复确认一件事：这个人是不是冲着我的钱来的？在他们心里，永远记着这几句警告："当我无法像现在这样出手阔绰时，人们将离我而去。""那些因为我的影响力而靠近我的人，在我离开现在的位置后，肯定不再把我当回事。""因为我的权力地位而对我好的人，千万不可以相信。"

白手起家、带领企业完成数千亿销售额的 B 君，从创业至今，没有一天睡觉超过三小时。

他的身体承受的压力可想而知。亲朋好友见到他，总是对他表示仰慕，称赞他"真了不起""从小就跟别人不同"，接着话锋一转，提到自己最近过得多辛苦，顺势说起自己子女的求职问题，又或者拜托他的公司购买自家产品。

过去围绕在他身旁的亲朋好友，几乎全是有求而来。有一天，他参加一位长辈的七十岁寿宴，席间见到了小时候曾经同住一个屋檐下、彼此相差五岁的姑姑。姑姑一见到他，立刻红了眼眶，说他以前过得那么辛苦，现在经营规模这么大的公司肯定更辛苦。姑姑心疼地问他："你小时候肠胃不好，现在还有肠胃病的困扰吗？"姑姑甚至抓着他的手，自责地说自己之前忙得没时间照顾他，现在得找时间给他做些小时候常吃的小菜。

见过姑姑后，他的心中升起一股言语难以表达的奇妙感受。他期待再和姑姑见一次面，边吃饭边叙旧；同时发现即使自己今天如此成功，其实也渴望得到其他人的安慰。

像 B 君一样成功的人，经常听到身旁许多人对他们表达尊敬和感谢，但那些人真正关心的，并不是他们这个人，这令他们时常感到孤单。因此，这些功成名就的人会对金钱和权力更加敏感，他们知道，如果连这些外在条件都消失了，自己便会一无所有。

如何从根本上脱离孤独

有个老人在垂暮之年立了一份遗嘱，内容是将自己大部分的遗产留给数年来在病榻旁尽心照料自己的一位女子。偶然得知此事的子女，急忙赶到父亲病榻旁。他们以为父亲长期卧病在床，导致意识模糊或一时心软，做出了错误的判断。然而老人丝毫不为所动，他认为相较于健康时围绕在他身旁的人，在自己没有太大价值时，愿意全心照顾他生病的身体、尽心照料他生活的看护者，才是唯一真心接纳他的人。

比起在我们穿着高级西装、身居高位或佩戴闪亮宝石时关心我们或认同我们的人，在我们一无所有的时候，愿意尊重我们、真诚照顾我们的人，给我们的感受才是最刻骨铭心的。对我们的感受给予回应的人，才是我们生命中最有意义的人。

唯有遇见那样的人，人们才能从根本上脱离孤独，也才能从根本上摆脱不安，如此才能奠定支撑我们继续活下去的最低限度的稳定基础。

究竟该向谁求助

任何人都必须生活在关系中，尽管如此，不管在何时何地遇见了谁，我们很少得到他人对"自我"的关注或关心。就像不断放电而没有充电的电池一样，电力正逐渐消耗殆尽。

电力即将耗尽的人，正处于情感极度孤独、身体完全虚脱的状态。这种状态难以存活，也不会消失。如今居高不下的自杀率和处于低谷的出生率，正是一幅赤裸裸展现个体与社会渐行渐远的图像。

当不安与恐惧、孤独与虚脱达到极限时，人们不得不寻求专家的协助。不过我敢说，这些人几乎都会被诊断为抑郁症。有时甚至在医师做出诊断前，患者已经自行诊断为抑郁症，只是为了拿药才前往医院就医。医师成了只负责开药的药剂师。

即使表现出的症状类似，但在此之前，每个人的经历、周遭环境和人际关系等不尽相同。而抑郁症这个诊断名称，碾碎了我们的个别性。这个社会将抑郁症患者视为全然相同的个体，强调抑郁症起因于生物学上的问题，于是一视同仁地开出大同小异的抗抑郁药物。

那么我们该如何是好？在个人力量不足以对抗病症的时候，至少还是需要专家帮助的吧？是的。我甚至听过有人被医师宣判为"抑郁症"时，不禁喜极而泣，仿佛自己的伤痛终于得到了认同。

不过可惜的是，多数时候治疗的效果只到这里。当抑郁症控制整个身体时，"自我"将再度退到阴暗处。那么真正遭遇痛苦时，我们又该到哪里去向谁寻求帮助？因此，我们首先得抛下这个先入为主的观念：当我急切需要帮助时，只能找专业医师。如此一来，我们才能看见真正的道路。在此之前，最重要的是知道我们需要的帮助是什么。看清自己需要什么样的帮助后，自然会知道何时、何地，以及如何寻求帮助。

"和妈妈手牵手去医院的时候好开心"

一位母亲收到学校通知，说她正上高二的儿子患有严重的抑郁症。根据学校心理咨询室的说法，该生的抑郁症测试结果显示，他存在自杀冲动的可能，最好寻求专家的帮助。这位母亲万分惊讶，立刻疯狂搜寻青少年精神科医师的信息。

在第一次的治疗中，医师表示必须先为孩子进行心理检查。

安排好心理检查的时间并完成检查后，又经过十余天的等待，终于听到检查结果，确诊为抑郁症，原因不出所料，是父母长期以来的冲突对孩子造成了巨大影响。

由于需要药物治疗，母子俩取完药后，又预约了下次门诊的时间，这才回家。回到家中，孩子告诉母亲自己再也不要去医院，也不想吃药。

奇怪的是，这段时间孩子的状况竟稍稍好转了，过去不曾有过的好心情也开始频繁出现。他有时会坐在母亲身旁，有时会乖乖将母亲准备的饭菜全部吃完，表情也变得柔和多了。

母亲原本担心孩子抗拒治疗，然而孩子却与过去的表现大不相同。看着孩子的转变，母亲觉得自己总算尽了为人父母该尽的义务（带孩子上医院、让孩子接受心理检查等），负罪感得以稍稍减轻，于是最后决定中断医院的治疗。

不久后，孩子告诉了母亲自己当时的心情。孩子说："和妈妈手牵手去医院的时候好开心。""和妈妈在医院附近吃的猪排饭很好吃。"孩子接着说出和母亲在医院诊室内的感受，瞬间打动了母亲的心。

原来是母亲听着医师的诊断，眼含泪水、焦急万分的模样，被孩子看在眼里了。看见这一幕的孩子，察觉到"啊，原来妈妈是因为我才这么辛苦的啊"，内心因此安定了下来。换言之，当孩子发现自己是母亲眼中重要的人时，这股信心带给了他十足的安全感。尽管拒绝了药物与咨询治疗，但这个孩子从母亲的泪光中看见了自我，症状因此获得改善。这位母亲一边告诉我当时孩子说的话（感受），一边泪水扑簌簌流个不停。

先将目光放在孩子身上

那么，这个故事说明这个孩子不需要心理检查、药物治疗和精神科医师，就能完成治疗吗？从结论上来说，并非如此。不过比起心理检查与药物治疗、精神科医师，还有其他效果更强大的治疗剂，那就是母亲的感受。夫妻之间长久以来的冷战，导致母亲心情压抑。就在此时，传来孩子罹患严重抑郁症的消息，使这位母亲转而将全部精力放在了孩子的感受上。

也许当时医师关注的焦点是医学诊断程序：先接受心理检查→结果为抑郁症→必须吃药治疗，导致医师也像这位母亲过去一样，没能过多关注孩子的感受，而母亲也只是对医师的指引言听计从。模式化的诊疗程序，可能会使孩子承受更强烈的孤独。

不只是医师，学校辅导老师也是如此：看见孩子有自杀冲动的征兆，并没有用心去关注孩子，而是赶紧将包袱甩给母亲，而母亲则忙着寻找专业医师，再次把包袱甩出去。在这段时间里，辅导老师与母亲都没有真正"看见"孩子。

在这种情况下，比起寻找更优秀的专家，辅导老师与母亲最先要见的人应该是孩子，应该将目光聚焦在孩子的感受上。孩子分明已经发出呼喊，表现出自杀冲动的征兆，辅导老师与母亲为什么不直接问问孩子的感受？为什么放下孩子不顾，急着向周遭寻求帮助？

"听到辅导老师的话，妈妈真的吓了一跳。妈妈不知道你心里这么难受，对不起。这段时间很痛苦吧？你现在的心情怎么样？"

母亲必须直视孩子的眼睛，亲口询问孩子的感受。无论是母亲还是辅导老师，只要知道孩子正经历痛苦，任何人都应该先将目光放在孩子身上，询问孩子的感受。这是所有大人最必要也最关键的回应，然而所有人都跳过了这一步。

正如田里的庄稼接受太阳照射而生长，当父母对孩子的感受表达关怀与关注时，孩子内在的"自我"自然会做出回应。如此一来，父母将会听见孩子的"自我"回归的声音。那正是心理复苏术带来的效果。

"爸妈吵架的时候，你的心情怎么样？肯定很难过吧？"

母亲必须用这种方式询问孩子，才能找回自己这段时间错过的孩子。孩子的自杀冲动不是病毒导致的纯粹医学疾病，也不是一般人无法理解的罕见疾病。那是在日常生活中随时都有可能出现的心理问题。

例如孩子在小区内忽然走丢时，父母应该先设想孩子可能被什么吸引而走远，到孩子可能去的地方搜寻，而不是立刻报警——那不是寻找孩子最快的方法。

同样的道理，得知孩子具有潜在自杀冲动时，父母急忙之下确实会想要寻求专业人士的帮助。面对这种紧急情况，我们大多会根据自己有限的知识来判断，认为交由专家处理应该会比自己错误的处理更有帮助。不过事实不尽如此。对孩子正确的理解与共情，同样是最专业的处理方式。

如果是一般人无法理解的精神分裂症等精神疾病，当这些患者做出难以理解的行为时，当然需要医师的专业判断。但是在家庭或同侪关系中经历冲突或伤害的孩子，与罹患特殊医学疾病的病患情况不同。这是孩子在生活中经历的问题引起的，是关于孩子内心的问题。

在疾病之外的日常生活中，对一个人最自然、最直接的回应，有时反倒是最有效的治疗方式。这种方式能更快地渗透人心、贴近人心，而知道其威力的人，都会是最优秀的心理治疗师。面对承受痛苦（无论是哪一种痛苦）的人，只要将重点放在他痛苦的情绪上，面对面询问他的心情与感受，并且一边听着他的故事，一边对自己所能理解的部分给予共情，就是最有效果的帮助。

孩子因为长久以来得不到他人的关注、了解，感到痛苦无助，然而孩子身旁的大人却像是参加接力赛跑一样，忙不迭地将孩子的痛苦转交给下一个人。辅导老师转给父母，父母转给精神科医师，精神科医师转给药物治疗和下一次看诊。这种情形可称为"关怀的外包"。

这种违背常识、不正常的外包行为，将造成人类的不幸。母亲看似毫不起眼的外行举动，却是撼动孩子内心的关键力量。母亲闪着泪光的眼眸、和母亲一起在餐厅面对面吃猪排饭的时光，就像氧气一样，让原本窒息的孩子变得呼吸平稳，治疗效果绝佳。

面对一个"想死"的人

尽管如此，仍会有人怀疑："孩子的状况如果忽然恶化，该怎么办？""无论如何还是需要专家的帮助吧？"这种不安的情绪背后，是对自杀冲动的莫名恐惧。因为死亡总在无法预测的瞬间闯入人生，人们一听到意外的死亡，大脑就会立刻一片空白。

过去数十年来，韩国的自杀率已经达到世界前几名的程度。

每个人也许都听说过某位好友或家人，因为自杀或悲剧事故离开人世。

有时我们会想："是不是我消失了，所有人就会得到解脱？"也曾经想过："与其活得这么累，不如忍受瞬间的痛苦，或许就能永远解脱了。"

在校园或职场上承受着生不如死的痛苦的人，数不胜数。在家庭暴力的阴影下，低声下气地活得像囚犯一样的人，远远超出我们的想象。在我们的社会中，自杀冲动已经屡见不鲜。

当我们面对那些"想死"的人时，经常无法分辨当事人只是表达自己累得要死，还是真的宣告自己即将自杀，对此我们会感到恐惧不安。其实，没有人能单纯从字面上得知别人处于何种心理状态。专家也是如此。必须继续深入询问，在确定对方属于哪一种状况前，必须稳住情绪，冷静沉着地追问，才能知道答案。

如果没有人愿意循循善诱，问出最后的答案，那么口口声声说"想死"的当事人，可能也搞不清楚自己是累了才说出那样的话，还是已经濒临崩溃，必须采取极端手段解脱。对他们而言，光是出现"想死"的想法，就足以令他们感到恐惧，这使得无助的情绪越发强烈。必须借由回答他人的问题，他们才能逐渐看清自己的想法。

"好想死啊……"

"连想死的念头都出现啦？是什么时候开始的呢？"

"我不知道。（一阵沉默后）好像已经很久了。最近那样的想法好像越来越强烈……"

"原来如此。从很久以前就开始了的话，这段时间肯定过得很辛苦吧。这么辛苦的日子，你是怎么撑过来的呀？"

"不是一个人发呆，就是玩游戏。"

"这样会觉得比较舒服吗？"

"好像只有当下觉得开心。如果游戏玩输了，反而觉得压力更大……"

"这样啊。所以最近才会那么沉迷游戏呀。因为你觉得累了，所以想玩游戏，但是爸妈却不明就里地对你唠叨，要你别再玩游戏，对吧？最近什么时候会有想死的念头呢？"

虽然一开始问的是当事人想死的心情，但是在对话过程中，也会自然而然聊起自杀冲动背后的日常生活。像这样，我们可以先对当事人的生活表示实质关心，接着再联系他的日常生活和他"想死的念头"，提出想进一步了解的问题。

最重要的不是问什么，而是当对方透露出想死的心情时，别让对方的痛苦得不到任何重视或者被忽略、漠视、指责。

当某人说想死时，人们总以为太过详细地询问这个念头的成因，会给对方带来二次伤害。其实不然。身处痛苦之中的人，最迫切需要的正是这些关心的话语。当我们表现出强烈的痛苦时，如果有人关心我们当时的心情和处境，并询问我们的感受，安慰和治疗便已开始。问什么并不重要，"有人愿意关心我，对我的心情感到好奇"这个事实本身就是治疗的行为。

在寻求专家协助前，这个行为已足以积极保护当事人。在某些情况下，光是介入的行为，就能在没有专家的协助下拯救当事人的性命。

关怀的外包

如果初中二年级的儿子和母亲忽视那些有助于改善症状的日常行为，例如两人往来医院时，从彼此眼中看见的信任；肩并肩牵起对方的手时，感受到的掌心温度；一边共进晚餐，一边闲话家常时的共鸣，以及在此过程中自然而然修复的母子关系、亲子之爱与共情，那么再专业的治疗也只是徒劳。

忽视日常生活中的行为或平时的交流，只想依靠专家的治疗，这种行为被称为"关怀的外包"。例如孩子有严重的急性哮喘，父母身上必定随时准备喷雾剂（急性哮喘发作时，有助于维持呼吸的喷雾型药剂）。当紧急状况发生时，不必立刻送往医院或呼叫救护车，只需要父母和孩子一起调整呼吸。

只要事先了解急救方式，在生活中养成立即处理的习惯，那么即使发生紧急情况，也不必立刻就医。这样的习惯反而更可靠。

把关怀外包将会带来什么样的后果？当我们生命中的痛苦与孤独被医师用"抑郁症"的诊断结果轻率定性时，那一瞬间个人感受将消失殆尽，从此带上抑郁症患者的标签。受尽痛苦的折磨时，人们最需要的是情感上的共情，然而当一个人被视作抑郁症患者时，旁人只会与他保持距离。当一个人在情感上需要他人的共情抚慰时，却被迫接受服用药物等高度专业的治疗，这将加重他的痛苦。

当我们以为专家能解决混乱与痛苦，全心依赖专家的帮助，后果却是更加孤单、痛苦时，最终我们将完全放弃自己。换言之，错误的专业治疗会直接导致人们放弃自我，产生强烈的无力感。"抑郁症"的诊断结果，反倒为当事人带来更大的压力，这不是很讽刺吗？

精神医学对抑郁症的诊断，正在破坏我们社会长久以来天然形成的健康且自然的治疗方式。医学诊断尽管有所帮助，却也会带来副作用。

比起精神科医师给出的病因，造成我们生命痛苦的原因更多，也更复杂。

男人的"产后抑郁症"

那个人独自照顾孩子至今不过几个月，脸上的笑容就逐渐消失了。不但不满意我的一举一动，甚至越来越讨厌我。在那个人身边，我也感到非常心痛，变得越来越抑郁。我不知道那个人为什么变了，为什么那么痛苦，我只能选择一再容忍。

有一次，我小心地问那个人："你太痛苦了，像是得了抑郁症，是心理生病了。要不要去医院看看，拿些药回来吃？"结果那个人对我发脾气，说自己不是抑郁症，反倒怪我下班回家都不帮忙，家务也做不好，看着就让人生气。那个人觉得我没有反省自己的错误，却急着将别人当成抑郁症患者。我想再说下去也只是不欢而散，便没有继续说话，但是如今回想起来，依然后悔当时没有说服那个人去接受心理咨询或治疗。

上文摘录自一对年轻夫妻的育儿日记。看似是以丈夫的口吻，描写妻子没有丈夫的帮助，独自照顾孩子，又受到产后抑郁症折磨的生活，然而实际上恰恰相反。这段文字摘录自前议员张荷娜发表的一篇专栏文章。张荷娜是一名女性议员，她笔下描写的，正是她在结束产假后，回到国会的工作岗位上，而她的丈夫开始独自照顾孩子的这段艰辛岁月。育儿日记中出现产后抑郁症状的人，正是张荷娜的丈夫（我刻意将文中的"丈夫"改为"那个人"）。这篇文章接着写道：

> 如果把产后抑郁症的原因，归结于产妇雌激素的剧烈变化和身体上的变化，那么杜里爸爸（张荷娜的丈夫）经历的痛苦便难以解释。产后抑郁症的出现，不只是生理上的原因，也有育儿造成的疲劳、睡眠障碍、压力等生活上的变化与心理上的原因。根据保健福祉部国家健康情报网站的资料，85% 的产妇有过轻度的产后抑郁，而 10% ~ 20% 的产妇曾出现重度的产后抑郁症。如此看来，杜里爸爸所经历的感受，其实是大多数母亲亲身经历过的。

不得不独自照顾孩子，以及缺乏他人的关怀，是杜里爸爸出现产后抑郁症的原因。产后抑郁症是女性生产后的雌激素变化造成的生理疾病，但这里并不适用于杜里爸爸。在独自照顾孩子时，男性也会出现产后抑郁症，但显然与女性雌激素的问题无关。

现代精神医学擅长利用各种研究和实验，将许多社会结构性问题造成的个人心理异常，归因于生物学上的失衡。面对人类内在摸不到、参不透的奥妙宇宙，精神医学却试图用血清素等几种神经递质来简化问题。

如果说杜里爸爸的痛苦不是产后抑郁症，那该用什么疾病来定义？我认为这个问题本身就错了：杜里爸爸的痛苦并不是疾病，那不过是我们生命中的一个片段而已。

抑郁和无力感并非疾病

人心和情绪犹如自然现象，有时寒冷，有时炎热；有时晴，有时多云，有时刮起强风；有时无预警发生地震，有时忽然掀起海啸，而在风平浪静后，天边又挂起一弯彩虹，仿佛一切都不曾发生过。要说这个世界上最善变的，莫过于天气了。上一秒还是艳阳天，下一秒也许天空立刻降下暴雨。

这种变化都是地球和大气的自然运行造成的。台风或海啸虽然可能破坏人类的生活，不过这并不是地球生病了。就像身体感到寒冷会发抖、感到炎热会流汗，既不是非正常的反应，也不是身体生了病。汗水或冷战也许会带来不适，但不必服药治疗，这只是身体为了维持适当的温度，经过判断后做出的适应性反应而已。

情绪也是如此。悲伤、无力和孤单等情绪，也类似于天气。人类变化多端的情绪并非疾病的症状，而是个体展现自我或内在的自然反应。抑郁感则是人类站在看似无法跨越的高墙前所感受到的情绪反应。人类的生命即高墙。从这点来看，所有人本质上都是抑郁的个体。

因此抑郁不是疾病，而是生命普遍的原色。又或者说，抑郁本身不是病，抑郁即生命本身。尽管如此，有时我们仍无法摆脱抑郁的枷锁，觉得怎么也看不见尽头，似乎将困在抑郁的监牢里终老一生，举目四望，茫然无助；也有许多时候我们无力独自面对一切，这都说明我们得接受帮助。这时我们真正需要的，是最贴近心灵也最能帮上忙的支持。

一位靠个人奋斗做到大企业 CEO 的男子，在退休后身体机能开始衰退，变得易怒，对微不足道的小事非常敏感。他开始运动，也报名各种兴趣班，试着摆脱这种无力感。即使第二天没有其他行程，他也习惯睡前将闹钟设定在 5 点，一如他退休前的生活。他说是因为担心自己松懈下来，才会那么做，然而他的妻子在一旁使眼色说道："他退休后得了抑郁症。"

他的无力感是来自退休后的抑郁症吗？是必须解决、克服的难题吗？不是的。他的无力感不是因为无法适应退休后的人生而产生的病态情绪，而是要学着在生命中与之和平共处的重要情绪。

退休后如果没有那种情绪，反倒是不正常的。如果有人在退休后，依然像过去一样充满干劲和活力，我会非常担心这个人。就像为香肠添加过量的防腐剂，使香肠不至于腐败一样，如果不断推迟生命终究得面对与接受的重要课题，这个人将付出残酷代价。退休后的抑郁与无力感，是人们不可或缺的情绪反应，甚至从某种意义上来说是正面的信号。

在韩国，大多数的职场生活都忽视了每个个体的立体形象与多重角色。个人只能迎合公司的需要活成一个工具，所谓"社会上的成功"，不过是压抑个人的结果而已。退休是这种生活的尽头，是一口气释放长久以来被压抑的情绪的重要事件。说得夸张一些，就像罪犯被关在监狱里大半辈子，当出狱的那天，会被刺眼的阳光照得睁不开眼睛一样；就像原本 24 小时过着既定生活的人，某天忽然获得自由，可以任意安排行程，可以在任何时间吃饭、任何时间睡觉一样。从这一刻起，人们才算是真正回归了自我。

然而对于被关了大半辈子、刚出狱的犯人而言，这个世界充满未知与恐惧。他们的无力感和抑郁、被害妄想等，也是许多退休者会有的情绪。抑郁和无力感是如实反映心理状态的一面镜子，是一个信号，可以告诉自己，现在是好好坐下来审视自我的时候了。

刚从监狱出来的人，他们眼睛的虹膜会发挥类似光圈的效果，阻挡瞬间直射眼睛的阳光；同理，无力感和抑郁则是告诉当事人，短时间内先试着接受大量的时间和自由。"不必急着寻找新的活动，让自己稍微停下来吧。"

借由这种方式，情绪将我们带往真实的世界。在真实世界里，我们可以看见最纯真的自己。"原来我也会有那样无助的时候呀""原来我也有欠缺计划，什么都控制不了的时候啊""原来我也是那样的人"，随着这些想法的浮现，生命的现实感将会一点一滴回来。最先进入我们眼中的，自然是身旁的家人。接着我们将会开始思考"我是谁、我对于家人是什么样的存在、过去我过着什么样的生活、家人对于我又是什么样的存在"。脱离螺丝钉般的生活后，人们才有机会看见"自我"。这是生命中的一大喜事。

在这个过程中的心理状态，自然是无力感和抑郁等情绪。踩在这个情绪的踏脚石上，我们开始有所觉悟。这种无力感告诉我们，过去总是闪耀着光芒的生命，其实只有一半的自我。当思考与判断都无法如此深入地窥探自我时，情绪会将我们另外一半自我的面貌原原本本表现出来。这正是情绪所能发挥的力量。在职场生活中，人们过着脱离日常、失去自我的生活。直到退休后，才真正看见自我，而这段生命将伴随无力感与抑郁展开。

朋友年逾九旬的老母亲跌倒，导致骨盆与大腿骨骨折。朋友说平时开朗的母亲最近常提起死亡的话题，她问我："我母亲好像得了抑郁症，吃药会不会好一些？"

我反问朋友："九十多岁的老母亲躺在病床上，主动聊起死亡的话题，这算哪门子的抑郁症？如果在那样的情况下，万念俱灰，不和人交流，只是被动接受治疗，那反倒是不自然的、奇怪的事，不是吗？当你母亲聊到死亡的话题时，你不妨问问她'妈，你害怕死亡吗''妈，最近常常想起谁呀'，这些提问引出的故事，将会给你和母亲两人带来一段幸福的时光。"

母女俩手握着手，袒露心中对死亡的恐惧和对生命的留恋，这个过程就是治疗与恢复的过程。为什么要将这种情绪称为抑郁症，并且外包给医师处理？

无论母亲谈到的是关于死亡的话题，还是退休后的抑郁，都不是应该回避或治疗的。那反而是让我们正视自我、释放情绪的契机。

所有情绪都是生命的指南针

现代精神医学一直宣称："许多精神问题，都是体内化学失衡导致的精神障碍，只要吃药就能解决。"在这种宣传的推进下，医疗产业蓬勃发展。

父母失去子女的伤痛，怎么能说是抑郁症？当一个人被宣告癌症晚期，他的不安和恐惧为什么是抑郁症？退休后的无力感和倦怠情绪，怎么也成了抑郁症？把孩子在学校被排挤时的压抑和不安，归咎于脑部神经递质失衡所造成的抑郁症，这样的专家既无情又缺乏责任感。这些情绪都只是我们经常遭遇的日常课题，也是必须在旁人的协助下一同跨越的难关。任何人都有可能面临无法独自跨越的陡峭山崖，比起盲目寻求专家的帮助，更应先做好心理准备，思考如何面对挑战。

我们在日常生活中产生的所有情绪，都是生命的指南针，而非药物能够去除的症状。以药物克制情绪的同时，生命的指南针将随之失灵。情绪正是自我表达的核心。

至少得有一个人关心我们

要一个得不到任何关注的人努力活下来，无异于让他生活在没有氧气的地方，是不可能的。生而为人，至少得有一个人关心我们，我们才活得下去，这是生存最基本的条件。这种关心无关我们的实力高低或才能出众与否，也无关我们是否有过人的智力和亮眼的外表。任何人都需要一段不在乎利害得失、能无条件给予关爱与支持、像家人一样的关系（当然，符合这个条件的不一定是家人），或者一个至少意识到"我"的存在的人。

如果有人在表现自我，比如个人情绪、个人主张、个人想法时，总是被硬生生地打断，或完全被忽视，他的生命必然就像电量只剩3%、即将进入关机状态的手机一样。恐惧"自我"即将消失的人，必定会用各种手段阻止生命走向尽头。

越自卑，越暴力

偶尔会听说某人在面临心理困境时，仍选择奋力一搏，尽情燃烧生命，却在某一刻突然自我了断的故事。面对这样的消息，人们总是难以置信。"他原本是充满生命斗志的人呀……""他之前可是为新目标做好了充分准备的啊……"在他们的行为背后，存在着一个人们怎么也想不到的原因：当自我越萎缩、越模糊时，人们会越想要建构一个更伟大、更出众、更强壮的自我，为此付出一切，即使赌上性命也在所不惜。

当人们发现"自我"正逐渐模糊消失时，为了证明自己，可能会挑战自己不敢做的事，甚至出现暴力行为。看看那些对社会弱势群体连珠炮般恶言相向、拳脚相加的人，其实都是被社会孤立、活得自卑委屈的人，这些人在日常生活中得不到任何人的关注，他们以为自己做出言语攻击或恶意行为，就能得到他人的认同与欢呼。于是他们只能不计一切代价证明自己的存在。

数年前，德国之翼航空公司的副机长卢比茨，趁着机长上厕所的时间，从驾驶室内将门反锁，并故意使飞机坠毁。这个惨烈的事故，导致卢比茨本人在内的 150 人丧生。在事故发生后的调查过程中，人们发现主导该事件的人正是卢比茨。众人无不感到错愕。他为什么会那么做呢？

分析结果一如预期，抑郁症是主要原因。卢比茨确实曾经因为抑郁症接受治疗，但是抑郁症并不会驱使人故意杀害无辜的人。尽管如此，医学界仍将日常生活中承受压力的人或尝试自杀的人诊断为抑郁症，也草率地将病态杀人犯同样诊断为抑郁症。

那么，卢比茨是抑郁症吗？是否有精神医学上的诊断名称，可以概括像卢比茨这样的心理状态？

从心灵感冒到心灵癌症

事实上，目前医学界经常草率地判定患者为抑郁症。作为常见的神经症之一的抑郁症（低落性情感疾患），必须满足以下标准：一整天感到抑郁的情形持续两年以上，且符合以下六点中的两点以上。

1. 失眠或嗜睡

2. 食欲缺乏或食欲异常增加

3. 缺乏体力或疲倦

4. 缺乏自信

5. 注意力不集中或容易犹豫

6. 感到绝望

这是美国《精神障碍诊断与统计手册（第五版）》中的标准。几乎全球的精神科医师及研究人员，都将这套诊断标准奉为圣经，韩国医师也都根据此标准进行诊断及开出诊断证明。

然而，即使是同样被诊断为抑郁症的人，许多时候他们除了外显症状外，也并没有其他特别的交集。诊断标准本身是基于外显症状的相似性而制定，与可能造成疾病的心理因素或性格特征、恐惧等并无关联。可惜的是，目前并没有能再次确认抑郁症的生理学、影像诊断学等检查方法。

以胃癌为例，必须检验出癌细胞后，才能做出最后的诊断。单凭消化不良、体重减轻等表面的症状，无法诊断患者罹患胃癌，并给予抗癌药物。因为类似的症状可能出现在罹患胃癌的人身上，也可能出现在患有其他胃肠疾病的人身上，甚至心理疾病也可能造成类似症状。

但是，现代精神医学却只根据外显症状做出诊断，并且建立了一套诊断系统，完全不考虑任何其他因素。只要外显症状相同，就看作相同的疾病。失业者的抑郁是抑郁症；失恋者或失去子女的父母，他们的抑郁也是抑郁症；故意操纵飞机坠毁的副机长，既然满足以上诊断条件，当然还是抑郁症。在判断是否为抑郁症时，医师既不询问起因，也不追究原因，只以外显症状为主要依据；而在确诊后，又忽然宣称抑郁症是生物学上的异常导致，给出药物治疗的方案。当然也有人在药物的帮助下，感觉症状明显改善，但是药物不可能在抑郁症治疗的整个过程中发挥作用。

现代精神医学几乎沦为健康检查表式的医学，不仅充满矛盾，也是一场悲剧。过去曾有一段时间，人们将抑郁症称为"心灵的感冒"，任何人只要接受简单的治疗就行，近来则将抑郁症称为"心灵的癌症"。怎么能将感冒和癌症看作相同的疾病？若是如此，抑郁症的治疗应该遵循感冒的治疗方式，还是癌症的治疗方式？

最能放大自我的方法

调查德国之翼坠机事故原因的相关专家们，在卢比茨的抑郁症治疗病历公开后，纷纷松了一口气，似乎终于找到卢比茨残忍行为的背后原因。而整个社会也一窝蜂地开始讨论机长的录用问题，例如哪些精神疾病和治疗经历可以被接受，仿佛这是防止事件再次发生的关键。读完德国与美国心理学界针对该事件的相关论文，以及德国当地对于该事件的深入报道，我的心里开始有稍微不同的想法。

在我看来，卢比茨的自我电量只剩3%，因此对自我的消失感到恐惧，却又幻想出一个不真实的、已经充电到150%的自我，准备好好表现一番。在事件发生不过几周前，卢比茨买了两辆新车给自己和女友。这应该也是以仅剩3%的电量，挑战需要更多电量的行为。

在旁人的记忆中，卢比茨是一个好人。同事说他不是会轻易说出"我想死"的人；从小看着他长大的邻居，也异口同声地称赞他是人见人爱的孩子。但是，在事故发生前不久，卢比茨曾告诉女友："我总有一天要改变所有的局面，而且全世界都会因此知道我的名字。"

无论真正的动机是什么，这次事故也许是逐渐喘不过气的卢比茨试图向全世界证明自我的最后一次反击。从结果来看，他确实将自己的恶名永远留在世界上了。

根据事故发生后披露的消息，当时卢比茨的视力正在恶化，已经达到几乎完全丧失视力的程度，他每天生活在可能要放弃机长工作的恐惧中，并深受折磨。当然，卢比茨所经历的自我消失的威胁，也许并不止这些。只是卢比茨已经不在人世，他私生活中最隐秘的内在样貌也已无从得知，对于这次惨烈的事故，医学界只是单纯地归因于他的抑郁症，未免有些太过片面。

自我即将消失之际，可以最快速证明自我的方法，便是暴力。一旦成为所有人眼中的暴力分子，这些人便能在他人极大的恐惧中，看见急速膨胀的自我。

那么，在现代社会中，"自我消失"频繁发生，我们又该如何应对？

让逐渐消失的"自我"重生

忽然发现某人失去意识倒地，心脏停搏，该怎么办？

——将双手放在此人的胸骨中下的位置，有规律地按压，直到他的心脏重新恢复跳动。

如果发现某人的"自我"正逐渐模糊，几乎快要消失时，该怎么办？

——对此人的"自我"施以按压，直到"自我"明确恢复。

我将这个方法命名为心理复苏术。简单来说，就是完全聚焦于某人的自我，对自我准确地施予刺激，使其真实地表达自我。那么，想要在对方的自我消失的前一刻施予按压、刺激，让对方说出自己的故事，该怎么做呢？

"最近心情怎么样？"

在某次聚会上，我和一位三十岁出头的女子对面而坐。她不但谈笑自如，还能带起聚会的欢乐气氛，身旁的人立刻对她产生了好感。我也不例外。虽然她的笑容给人的感觉有点程式化，不过她本身确实充满魅力。

在众人聊得兴高采烈之际，我找了个机会问她："最近心情怎么样？"她并不知道我的职业，立刻挺直身子说："其实呀，"她接着说出一件令人意外的事情，"四天前我曾经尝试自杀。"我原以为她只是随便说说，不料竟是事实。

我全神贯注听着她的故事，在她继续讲下去的同时，我一边回应着"所以才会想自杀啊"，一边继续询问她试图自杀时发生了什么事、那件事带给她什么样的感受等。我发现她开始放松身体，像是倚着靠枕，将自己交给我专心倾听的眼神和认真的回应。聚会上的其他人也被她的故事吸引了。

那次聊天之后，我和她又见了两三次面。虽然她个人遭遇的困境尚未结束，不过她已经放弃自我了断的想法了。她默默接受了发生在自己身上的挫折与磨难，准备迎接生活的考验。

实施心理复苏术的正确位置

心肺复苏术是只专注于心脏和呼吸的急救措施。因为只要心脏恢复原本功能，就能带动身体其他功能的恢复。心理复苏术也是如此。对心脏施予按压时，必须先将病人的厚衣服掀开，去除身上的饰品，将双手放到他胸口的正确位置；而在实施心理复苏术时，则是将人的外在包装掀开，对准"自我"的位置施予强烈的刺激。

那么"自我"究竟在哪里？当别人都羡慕我的时候，我一方面内心感到不安和孤独，一方面又担心这种对"自我"的怀疑可能被别人当作矫情。我的情绪是对的吗？

情绪永远是对的。所有的感受都是对的。"自我"的核心，正是我们的情绪、我们的感受。想要确认"自我"的状态，最正确的方式是顺从我们的情绪、感受。是否有必要执行心理复苏术，也应根据情绪来判断。

那天我问的"最近心情怎么样"，正好瞄准了那名女子"自我"所在的核心位置。这个问题不是针对附加在她身上的光环（例如外貌或学历）而发出的应酬式的问候，而是将她当作去除所有外在的自然人，针对她的感受（尤其是情绪）所给予的关怀与问候，就像将双手按在胸口的位置。

当旁人只关注她的外在，只有我关心她的"自我"是否安宁时，她的"自我"便会立刻做出响应。如此一来，她原本深陷混乱之中的"自我"将会重新回归正常，好比原本心律不齐的心脏回到稳定的节奏。唯有专注"自我"，才能真正谈论"自我"。

从那一刻起，她开始毫无保留地说出关于"自我"的故事。什么是"自我"的故事？当听到面试官询问工作或职业、毕业学校、家人时，面试者回答的内容就是"自我"的故事吗？当然不是。

比起个人的职场经历，个人在职场上的感受更接近"自我"。一个人的兴趣和嗜好，相当于穿在身上的衣服或饰品，无关个人感受，而我们的见解或信念、价值观也是如此。我们在他人面前表达个人见解、信念和价值观，其实大部分都不是从"自我"而来，而是从其他地方获得的。看似自我，实则并非自我。

那么关于个人受到的伤害，是"自我"吗？有时候是，但多数时候不是。我听过许多人说起自己受到的伤害，他们会说"我是因为小时候没有得到妈妈的爱""我是典型的二次受伤"等，但是这些结论其实是从他们的心理咨询师那里听来的，或是从相关心理书籍上读到的关于自我的分析与解释，然后糊里糊涂地套用在自己身上。

我们所经历、感受到的伤害，无法标本化，也无法予以定性。关于自我的故事，永远是活生生的，其中的情绪与色彩、波动与曲折，也瞬息万变。

严格来说，从小在家庭暴力环境中长大的人，当他们说出过去难以启齿的私密故事时，那可能不是关于感受的故事。当年被父母打骂的孩子心中的无力感或耻辱感，才是最接近感受的故事。因为受家庭暴力折磨的孩子心中的情绪，可能在长大成人后转变为愤怒或无力感。唯有深入回想当时的情绪并勇敢说出来，那才是关于感受的故事。比起受到伤害的具体内容，当事人对伤害的态度与感受才是关键。换言之，一个人所受到的伤害不是"自我"，他对伤害的感受和态度才是"自我"。

感受和情绪是走进自我的一扇门。通过感受，人们得以遇见陈述感受的自我；通过感受，人们得以更贴近自我。对感受越敏锐，越能顺利遇见内在层次的"自我"，而非外在装饰的

"自我"。自我越清晰，越能活出自我。

别急着"批评指教"

当某人诉说自己的痛苦与伤痛、矛盾时，请别立刻"批评指教"，这样对话才能顺利进行下去。习惯"批评指教"的人，通常是不顾对方深陷痛苦的情况，无视痛苦，只针对事实客观地讨论。然而，不了解事实背景而说出的话，自然没有任何帮助。一个在状况外却宣称自己了解一切的人，他的胡乱发言会成为一把伤人的匕首。

不幸的是，我们生活中多数的话语都是"批评指教"。

"打消那个念头吧，那对你没有任何好处。"——指教

"越是那样，你越应该努力，好好学习。"——指教

"往好的方面想想吧。"——指教

"那个人一定是太爱你才会那么说的。"——指教

"你是不是太敏感了啊？"——批评

"男人都是一个样，这年头哪有什么真爱啊？你别要求太高了。"——批评指教

当我们遭遇微不足道的小烦恼，或者面临人生绝境的大挫折时，父母、老师甚至是心理咨询师总习惯给予"批评指教"。即使我们鼓起勇气告诉朋友，或者向书本寻求帮助，结果也是

一样的。这些努力，反倒让身处痛苦中的自己接受更多"批评指教"的折磨。不只是对他人，人们对自己也是如此。因为不说"批评指教"的话，便无话可说。许多时候人们不是因为相信"批评指教"有用才说，而是因为实在不知该说什么，只好满口"批评指教"。

面对他人的痛苦时，我们会一时间陷入失语。我们不能态度冷漠，至少要说些"批评指教"敷衍了事。于是日常生活中频繁出现的矛盾与伤害，便永无治愈的一天，甚至情况会更加严重。

在案件无法顺利侦破时，探案人员总会重新回到现场，我们也不妨回到现场，找出解决问题的线索。面对站在悬崖边的人，我们该说什么话才好？

其实那时需要说话的不是我们，而是对方。我们必须专注于对方的感受、对方的痛苦，持续向对方提问，引导对方说出心中的感受。我们必须放下想为对方做点什么的念头，只要询问对方当下的心情如何即可。当我们真心承认自己并不了解对方的状态，自然会向对方提问。

"你现在的心情怎么样？"

"你觉得现在痛苦的程度有多强烈？"

如果对方没有回答，或者对方逃避回答、无法回答，也别担心。回答并不重要，重要的是让对方知道有个人关心他，并且愿意询问他的感受。知道有人真心在意他的痛苦，这种确信便是治疗的关键。治疗的关键不在于话语，而在于知道有个与自己的痛苦共情的人，这样就能获得摆脱痛苦的力量。

回想一下，当试图自杀的那位女子向我袒露"自我"的故事时，我是怎么做的呢？在她开口说起往事前的几秒沉默中，以及她举起茶杯时手指颤抖的瞬间，还有原本妙语连珠的她，忽然开始结巴，不断重复"那个、那个"的时候，我都没有打断她，而是等待她接下来的动作。我的双眼注视着她，一刻不曾离开，也没有刻意转移话题，减轻她的不安。

那一瞬间，她的"自我"第一次从水面之下探出头来。看见"自我"的时刻，永远那么令人喜悦且珍惜。在我意识到她的"自我"，并且保持沉默以表尊重、保护时，她立即以流畅的语言进行回应。当感受被原原本本地接受时，当事人将比任何人都更快感知到。这是生命的本能。

除了偶尔提出问题，我不需要多说什么话。那时任何人的一句话，都只会使她立刻隐藏本想通过身体动作（例如沉默、颤抖、结巴等）传达的"自我"的信号。我当时的眼神、呼吸、低声回应等，是比话语更明确的信息，并不会使她感到压迫或沉重，而是会带给她厚实稳重的安全感。

真心关怀我们的痛苦，并愿意耐心倾听的人；只关心我们的感受，并对此耐心询问的人；不急着要求我们回答，而是静静等待我们响应的人……能这样做的人，都是我们的"治疗者"。这个人是谁一点都不重要。能够这么做的人，就是对我们最重要的人。有了"治疗者"，人们便能活下去。

任何人都可以是"治疗者"

也许有人会担心："我可以为对方这么做，但是如果对方从此以后只想依赖我，该如何是好？"这个常见的疑问其实是庸人自扰。真正被这个问题困扰最深的人，是处于痛苦之中的当事人。他们生怕唯一关心自己的"治疗者"会将他们看作一个大麻烦，所以会尽可能地体谅对方，事事谨慎小心。这其实是为了他们自己的生存，因为他们本能地知道，唯有维护好对自己最重要的人，自己才能活下去。

即使是经历过残酷的事件，对世界与人类的信赖体系完全崩塌的人，只要遇见"治疗者"，便能通过对方恢复对整个世界与人类的信赖。

一个人的力量可以如此强大，是因为每个人都是一个宇宙，可以代表整个世界。对于某人而言，我们不仅是一个人，更是一个世界，所以任何人都有资格成为对他人最重要的治疗者。

当自我的火苗被燃起，我们将可听见生命原本微弱的脉搏又重新有规律地跳动起来。将双手放在"自我"之上的"治疗者"，即使他本身无意那么做，他也是实施心理复苏术的人，是拯救生命的人。这个动作能使个体的生命得以延续，恢复个体与个体之间的联系，赋予人们新生。

- 如果有人在表现自我，比如个人情绪、个人主张、个人想法时，总是被硬生生地打断，或完全被忽视，他的生命必然就像电量只剩3%、即将进入关机状态的手机一样。

- 心理复苏术的实施，是将人的外在包装掀开，对准"自我"的位置施予强烈的刺激。

"自我"的核心，正是我们的情绪、我们的感受。

是否有必要执行心理复苏术，也应根据情绪来判断。

第三章

共情，不只是理解

快速、精准、撼动人心的力量

共情会让我们的关系变好吗?

人们给我各式各样的称呼,其中我最喜欢的是"治疗者"。虽然这个称呼给我不小的压力,不过几乎可以涵盖我目前正在做的事情。而如果要我选出一个最关键的武器,我会说那是共情。

共情的力量非同小可,具有强大的威力,正如成语所说的"水滴石穿"。共情能融化冥顽不灵的人心,也能拯救危在旦夕的生命。我相信治疗的开始和结束都是共情。这是我与受伤的人们敞开心扉交流情感后,从中得到的体悟。

这个社会对共情存在许多误解和偏见。有些人怀疑,投入大量时间或许能看见共情的惊人效果,但是对于生活忙碌的现代人而言,共情这种一对一的传统沟通方式真的适合吗?真能看见预期的效果吗？我们需要的应该是更有效率的沟通方式吧？

先从结论说起吧。在各种撼动人心、治疗受伤心灵的力量中，共情是最强大、最实用的力量。它不仅快速、准确，也最有效率。比起花费数十年投入天文数字的研究费，利用最先进的医学、药学、脑科学、生理学、遗传学等研究方法开发出的抗抑郁药，共情的效果更为惊人，而且还没有那些药物可能带来的副作用。

打个比方，如果说抗抑郁药物是一辆洒水车，开到缺水的村庄入口，向口渴难耐的人群洒水，那么正确且技巧纯熟的共情，就是直接走向口渴的人，将一杯天然的山泉水递给对方。

拥有共情这个心灵武器，将活出游刃有余的人生，也可以大幅减少人际关系中不必要的能量消耗。

共情对方，从而看见自己

说到共情，总会有一些刻板印象。例如共情是在对方发言时，不打断对方，不妄下评语，只要从头到尾点头同意对方的话，就是好的共情者。

不是的，这种想法完全错误。那不是共情，而是情绪迎合。用那种方式听对方说话，最后只是自己辛苦，甚至可能忍到失去耐心，因为极度烦躁、厌倦而不想再见到对方（不管有没有直接向对方发怒）。而单方面倾倒情绪的人，回到家也会觉得心里难受："今天是不是花太多时间在讲我的事啊？""我是不是说太多自己的事了？"于是，这件事在两个人心中都留下了不愉快的记忆。

"要是我多与对方共情，我们的关系就会变好吗？""是不是因为我没有设身处地共情他的处境和痛苦，所以他才对我那样的？""先忍一忍再说吧！"即使你抱持这种想法咬牙隐忍，忍耐还是会有一定的限度。人类不是人工智能机器人，可以承受强烈的情绪而不感到劳累。

上班族 C 君有一位交往二十多年的知己，这位朋友有着不堪回首的过去，和兄弟姐妹之间老死不相往来，但他非常避讳说自己的事情，从不轻易吐露心声，总是默默一人承受。

某天，C 君趁着喝酒时问起朋友的心事，朋友竟一副不耐烦的样子，说喝完酒就没事了，干吗老问个没完。C 君本想帮助朋友，却被浇了一桶冷水，不免感到心寒。

听完 C 君的陈述，我对他说："你对朋友付出的真心，真的很特别。"不料 C 君忽然哽咽地说："我担心朋友再这样下去，身体会垮掉。所以我总想帮帮他，让他振作一点。"

我一句不起眼的话，竟让 C 君忽然哽咽，向我坦白自己心里的想法。这不是因为我有什么撼动人心的秘诀，而是因为我专心倾听 C 君的故事，并且告诉他我对他的感受的认同。

C 君继续掏心掏肺地说，他这一生过得相当压抑，从没有过轻松愉快的时刻。作为儿子和女婿，两边家庭的重担都落在他身上，令他几乎喘不过气，他也认为这是自己的宿命。就在几年前的某一天，他觉得自己再也忍耐不下去，选择不告而别，去了他一辈子从没去过的乡村隐居。家中一时天翻地覆，甚至向警局申报他失踪了。两个月后，C 君重回家中，决定告别过去的生活。从此以后，他开始学会拒绝，对自己不想做的事坚决说"不"。C 君说要是没有那两个月的时间，自己说不定已经自杀了。

因此，C 君看着独自吞咽痛苦、什么也不肯说的朋友，担心他也一步步走向深渊。因为朋友让他想起自己之前的生活，他不禁担心起朋友的安危。C 君一开始说的是朋友的故事，却慢慢说到自己离家两个月前后的变化。C 君的故事犹如连绵不绝的梅雨，逐渐汇聚成一条小溪。

任何时候都要以自己为优先

他努力共情朋友的痛苦，在此过程中看见了自己。他与过去最真实的自己相见，关怀、共情那个自己，甚至为此落泪。如此一来，他也释怀不少。曾经，C 君分不清自己是对朋友感到遗憾，还是对自己过往的生命感到遗憾，如今终于看清了两者的区别。

共情是在理解对方情感的过程中，同时刺激个人深层情感的行为。换言之，共情对方的同时，我们也无意间得到了窥探自己过往伤口的机会。所以在共情对方的过程中，如果自己内在的某处受到刺激，那么比起共情对方，首要任务应是回过头来面对自己的伤口，轻声探问自己。

任何时候都不忘自己，任何时候都以自己为优先，这才是共情最重要的秘诀。共情不是像急诊室值班医师那样不分昼夜地为对方服务，任何人都没有义务共情他人。当共情成为义务，最后倒下的只会是自己。

比起共情他人，关心自己、共情自己更为困难。多数人在共情自己时遭遇困难，无法真正实践共情，进而在拯救他人时屡遭失败。他们将所有精力放在对方身上，压抑自己的情绪，不去关照自己，结果给自己带来莫大的压力。

在共情对方时，不忽视或压抑自己的感受，才能真正达到共情的效果。所谓共情他人，就是彼此互相帮助，共同迈向更轻盈、更自由的生命的过程。

在共情他人时，尽管会因此看见自己的创伤而备受煎熬，但这同时也是与自己产生共鸣、治疗自己的机会。这是共情者所能获得的特别礼物。

只有共情，并不能完成善行

有个朋友告诉我，他公司的同事最近一个星期都魂不守舍的，主管在身后叫他也没有回应，不知道是不是没有听见，甚至还听错主管的指示，工作上出了纰漏。朋友问我："这到底是什么情况呀？是压力太大造成的吗？"

我说："我也不知道。我只听到这些信息，判断不出来啊。你应该直接问问同事'你还好吗？发生什么事了？你看起来好像遇到了困难'，听听同事怎么说。"

"是吗？"朋友尴尬地笑了笑。也许他觉得很失望，心想："人家都说郑惠信是很厉害的精神科医师，如今看来言过其实了。"

一名中年男子陪着八十岁的老母亲前往医院内科。医生起先问了几句"哪里感觉不舒服""胃口还好吗""晚上睡得好吗"，老母亲答着答着，忽然就不说话了。儿子告诉母亲："您要回答，医师才能诊断病情啊。"不料母亲气呼呼地说："非得问了才知道，算是哪门子医师？一看我就要知道我哪里不舒服啊。"大众对精神科医师的期待和偏见，更甚于此。

精神科医师不是单看人的相貌就能做出判断的算命师，也不是看见某种情况就能立刻给予专业解释和判断的分析师。医师必须仔细询问当事人，才能正确掌握情况。

或许有人会认为："真正有实力的精神科医师，应该随便听一下，心里就会有答案了。"不是的，那反而是没有实力的医师。不深入询问对方，也不仔细观察对方，就断定某个人的心思，那是不负责任的。如果只看到表面现象，就对个体妄加解释、评论与定义，很容易会被先入为主的成见或偏见带跑。

情绪共情 vs 认知共情

唯有深入认知才能理解，唯有理解才能共情。看到对方的处境自己立刻一把鼻涕一把眼泪，并不是共情的本质。那可能只是宛如膝跳反射动作的情绪反射，也可能只是滥情的表现。换言之，那并不代表深入理解对方的痛苦，只是瞬间表现出来的同情而已。

情绪上的反射，并非共情。只有一个个体认识与理解另一个个体的情况和创伤后，对该个体产生全面的情感连接与深刻的理解，这两者经过融合才能形成共情。因此，共情不需要天赋异禀的感受或能力，需要的是学习。

如果将共情区分为"情绪上的共情"与"认知上的共情"，我认为两者的比例应该是 2：8，所以在认知上的努力是绝对必要的。

一般人对于共情多有这样的成见："共情是与生俱来的。""面对他人的伤痛或痛苦时，能立刻被对方的情绪感染，陪着对方流泪的人，是具有高度共情能力的人；如果做不到那样，就是缺乏共情能力、冷酷无情的人。""努力训练的共情不是真正的共情，共情是学不来的。"真是如此吗？

情绪上的共情是一种成熟的共情能力，建立在面对他人痛苦时的强烈感受上。这里有必要将共情与滥情区分开来。不是说看见他人的痛苦立刻泪流满面，就是情绪上的共情。与痛失子女的朋友许久未见，一见面便与对方寒暄："你看起来过得不错啊。现在一切都还好吧？"这种问候有可能给对方带来二次伤害，明白了这些，才是真正懂得了共情——因为听见那句问候的朋友，难免会担心旁人把她看作"失去子女，却还活得逍遥自在的冷酷母亲"。世人的这种评价，将使她产生强烈的罪恶感。

即使没有恶意，我们也可能在无形中伤害他人，所以共情必须经过学习。有许多支持"Me Too"运动的人，在不知不觉中对受创伤者造成二次伤害，原因也在于此。在这个世界上，有许多痛苦必须学习后才知道，或者必须学习后才能共情。唯有如此，才能在面对经历那种痛苦的受创伤者时尽可能不在无形中对他们造成伤害。

共情是从各个角度仔细、缓慢、清晰地窥看人心；共情是细看人心的每一个细节，进而逐渐掌握人心的全貌，最终达到深度理解。越深入了解一个人的情况和内在，越能理解对方；越理解对方，越能深度共情对方。所以共情不是与生俱来的天性，而是自己一路深入探索的所得。

循循善"问"，步步紧随

出生于海岛村庄的四十多岁的男子昌敏，八岁时父亲因病去世，母亲独自抚养四个孩子。昌敏自小体弱多病，初中一年级开始洗肾，一直持续至今。每年平均住院一到两次，导致昌敏不能专心学习，也找不到好工作。尽管如此，他依然热衷于参加读书会或病友会活动，也积极参加各种志愿者活动，努力活出精彩的生命。

我问他一开始洗肾的时候和谁一起去医院，去的是哪一家医院。他说母亲每天都很忙，所以从初中一年级开始，他就得自己一早搭船去大城市，接着到距离大城市一小时路程的医院洗肾，结束后再一个人回家。

"年纪这么小，就吃了这么多苦啊!"

我一边表示同情，一边继续问道:"那你十四岁第一次去洗肾的那天，是怎么度过的呢?我们一起来回忆一下，从离开家门到回家的路线，让我们跟着十四岁的昌敏走一趟吧。首先，小昌敏是几点起床的呢?"

洗肾那天的凌晨四点，初中一年级的昌敏起床后，穿好衣服，一个人搭船前往大城市。我听着昌敏的描述，眼前浮现出曾经的小昌敏的生活画面。十四岁的孩子每周两天早起，带上母亲前晚准备好的交通费和治疗费，摸黑离开家，独自换乘船只和公交车前往医院。一个人挂号，一个人洗肾，又一个人搭上回程的公交车和船只，回到岛上的家时已是深夜。

和中年昌敏一起跟在小昌敏的身后走着，一想到小昌敏的心情，我就不禁一阵酸楚。看着眼前平淡地说着往事的昌敏，我问道:"跟在十四岁的昌敏的身后走，心里有什么感觉呢?"

"那时候没想那么多，不过应该是很紧张的，因为所有事情都要自己一个人解决。现在回想起来，觉得真孤单啊。"

跟在小昌敏的身后走，便能清楚看见他的孤单。中年昌敏原本若无其事地说着许久以前的事，被我一问，忽然眼眶一红，重新看见了年幼的自己。

当别人向我们袒露自我时，如果我们能像镜子一样清晰还原当时的情况，将有助于彼此快速掌握与理解情况。理解之后，双方自然会表现出相应的情绪和共情。对袒露自我的人来说，观察对方的情绪反应，也是他们用来确认对方是否重视自己的过程。而站在我们的立场上，只有仔细窥看对方的内心，才能专注关怀对方的感受。这个行为本身就是深刻的共情，也是治疗。

昌敏说，每次自己提到儿时的经历，别人的反应都是"你以前一定很不容易吧"，却几乎没有人深入过问当时的情况。这样说出来的话无法真正触动人心。如果无法让对方产生"有人共情我"的感受，这种话语就无法激起有意义的情绪变化。

在不了解对方的情况下，首要任务自然是循循善"问"。认知到自己对情况了解有限，才是共情行为的开始。在能够完全掌握情况之前，必须谨慎询问。所以共情是对情况最立体、最完整的掌握，同时也是对当事人的理解和认识。

也有不少人担心，如果不小心问了不该问的问题，可能会给对方造成更大的伤害。这时可以使用一个最普遍的方法，就是询问对方前先预设一个前提："我不太清楚才问的……"或者"我怕不了解状况，没办法真正理解你，所以才会这么问……"接着再针对自己好奇的部分发问，例如对方的经历、心情等。当对方明确接收到你渴望了解他、试图尊重他的信号时，即使你不小心问了不恰当的问题，也不会引起反感。

问对方问题，让对方产生"这个人一点也不了解我""这个人对我有误解""这个人似乎有意要批评我"的感受，才是真正伤害了对方。所以先表明自己的立场，告诉对方自己没有恶意，接下来就可以放心询问对方了。

真心诚意探问对方的一切

在北欧有一家专门治疗肥胖的机构，效果惊人。它不使用食物疗法、运动疗法、药物疗法等治疗方式，而是在肥胖的客户上门时，先为他们拍摄全身照。这些照片不是为了对比减肥后的效果，而是摄影师用心拍摄的艺术照。之后打印出来，让客户挂在日常生活中经常看见的地方。

这样就能让客户自发地减少食物摄取量，督促自己运动，进而达到成功减重的效果。这个机构每隔数月为客户拍一次全身照，让客户继续挂在显眼的地方。只要利用这个方法，就能让客户避免复胖。

也许有些读者无法立刻明白这个原理。其实减肥失败的原因，并不是当事人不了解食物疗法或运动疗法，而是难以持之以恒。这个机构让客户持续看见自己的身体、意识到自己的身体，借此一举达成目标。换言之，就是在客户不排斥的前提下，让客户随时看见自己不够健康的身体，促使他们自动自发地解决肥胖的问题。

共情的道理也是一样的。向对方提问就像照镜子，可以清晰照出对方的情况和心情，从而达到共情的效果。得到共情的一方，更愿意袒露内心，也更愿意回想过去的事情并说出自己的感受。

能让对方不感到抗拒，又能设身处地具体提问的人，才是共情的发起者，那就像一面能照出一切的镜子、一张真实呈现体态的照片一样。深入了解对方，才能理解对方；理解对方，才能共情对方。共情不是与生俱来的，而是后天学来的习惯。

共情的原则 1 世间万事都以自己为焦点

一位四十多岁的律师对历史有着浓厚兴趣，不仅会在私人聚会上分享许多历史故事，也经常在社交媒体上发表观点。当然，有时也少不了与人进行激烈的争辩。在三五好友见面的轻松场合，他喜欢抛出有关韩国近现代史的严肃话题；或在聚会上一再重复相同的话题，让旁人感到尴尬。我曾经和红酒专家一起吃饭，听过他们对红酒高谈阔论，我能想象这位律师的情况。

我："我虽然对历史没什么兴趣，但是对特别喜欢历史的您感兴趣。历史尤其吸引您的地方是什么呢？"

他："我们要了解自己的根。历史和现在的我们都是有关系的，历史直接影响了我们的祖先和我们的生活。我爷爷那一代人，曾在日本占领韩国期间参加独立运动；我父亲是军人，曾经参加过朝鲜战争和越南战争……"

我："原来您父亲是军人呀。"

他："父亲在我小时候就去了越南，我童年时几乎没有见过父亲。母亲比较没有主见，所以我从小得负责照顾家里。我上面还有三个哥哥，但是都去大城市求学，从初中开始就离开家了，只剩我和母亲相依为命。后来父亲患了阿尔茨海默病，到过世之前都是我一个人照顾的。"

我（心想，他一开始说的"根"，应该对他至关重要）："嗯，那时您就像没有根的人一样，总是自己一个人？"

他："对，没有任何人可以依靠。我甚至想逃到书本里去，我大学时曾经迷过马克思主义，但还是觉得不够。"

我："嗯，原来如此。扎根对您而言意味着什么呢？"

他（眼眶泛泪）："可以依赖，可以休息，可以安心。"

我（默默听着）："原来如此……原来如此。"

他（一阵沉默后，擦干眼泪）："这是我第一次思考为什么自己这么沉迷于历史。以前只是以为历史很重要，当然要多关注历史，原来这并不是全部的答案。原来是我需要一个像柱子一样可以依靠的东西，看来是我过得太辛苦了。以后我不会再跟别人辩论了。大家应该都很讨厌我吧。（笑）"

一旁默默听着的众人也跟着笑了。要是今天没有听见他的真心话，在场的人大概会以为又要继续听他讲无聊的历史故事，而他或许永远摆脱不了旁人眼中好为人师的形象。在当天的聚会中，他最终学会了认识自己。我认为这才是真正的收获。

在抵达共情的目标前，决不放弃

共情不是单纯地倾听，也不是耐心地倾听，而是正确地倾听。何谓"正确"？就是对话的目标要真真切切地存在。远离目标的对话，只会变得不着边际。

发现那名律师在聚会上大谈只有自己感兴趣的话题，我和他说的第一句话是："先别说历史了，说说你吧！"明确点出了问题的最终目标。先确定对话的目标，再开始对话。历史重不重要，当下是否适合谈历史，谈这样的话题有没有意义，这些都不在我关心的范围。我想说的话非常明确：我感兴趣的不是"历史"，而是对历史有浓厚兴趣的"他"，我的重点在"他这个人"身上。给予共情时，对话目标永远应该是"人的感受"。

我们在社会上主要使用的语言，是实际、实用、有逻辑、有策略、有效率的语言。用这种方式沟通，当话题忽然转向人的感受时，就会像原本奔驰在高速公路上的汽车忽然驶入沙石路一样。用在高速公路上的驾驶方式或速度，自然无法在沙石路上行驶。

看见在外面被同学欺负的孩子，妈妈们经常是一边问孩子"谁欺负你了"一边抓起孩子的手去找动手的人。共情也是如此。当对方迷失方向和道路时，务必紧抓对方的手。要抓到什么时候？抓到对方遇见真正的自我。唯有紧跟着对方话中的线索走，才能抵达目标的大门，门后将是对方最真实的自我故事。共情由此开始。

撼动人心，不是靠辩论和说服

如果没有瞄准目标，只是下意识地回应对方，那么不管投入多少时间倾听，都无法给对方提供任何帮助。对方感受不到一丝共情。结果是共情者用心良苦，对方却不懂得感谢。在这种情况下，共情容易沦为单纯的闲谈、辩论或八卦。双方结束对话，起身离开时，彼此心中只有一片空虚。

也许有人会说："经过一番激烈的辩论后，出现彼此认同的合适答案或双方都接受的结果，这不就有意义了吗？"是的，如果是针对公共议题展开的对话和辩论，确实可以达到那样的效果。不过，与人心或人际关系相关的心里话、饱含私人情感或情绪的创伤故事等，就并非如此。在这类对话中，辩论或说服无法发挥其力量，甚至一开始就不具有力量。辩论虽然可以鲜明地展现个人色彩、想法或观点，但是效果也仅止于此。

在容易激起情感或情绪的话题中，难以通过辩论撼动并说服对方，使对方接受我们的观点或意见。辩论是在高速公路上的驾驶方法，而这里是沙石路。辩论与说服无法撼动人心，只会使对方紧闭自己的心扉。

有位小学老师坚持自己的理念，用心对学生进行共情教育。某天，一位家长找到这位老师，告诉老师："坦白说，我并不希望我家孩子有多强的共情能力。共情能力越强，之后的人生就越容易被别人影响。"那位老师问我："那时候我很慌张，所以没能好好向家长说明。您认为我应该怎么说才好呢？"

那位家长所说的共情，和我们现在所说的共情显然不同，我们可以将关注的对象转移到家长身上。家长之所以会那样看待共情，背后必定有某种原因。即使对方和自己的想法完全不同，也要倾听与接受对方的说法，表现出对他的关心。

当人们发现他人对自己有所关注与碰触时，会瞬间停下来，表现出与先前不同的反应。就算对方当下没有说出是什么经历让自己那样看待共情（甚至他本人也没有立刻意识到），但是回到家后，他们将主动思考这个问题的答案，进而开始关注自己。"是啊，我为什么会那么想？什么时候开始那么想的呢？"这也许会成为他们反省自己的契机。

正中目标的问题，能一点一滴地影响个体，使他反省自我，从而敞开心怀。以共情为导向的对话，便具有这股正中目标的力量。

不知道如何表达自己的心情

当谈到心情或人际关系时，没有聚焦"个人感受"或"个人心情"的对话，终究令人感到空虚。不顾当事人的心情，只围绕着他的外在、权力地位、信念或主张等进行对话，这样的对话再怎么热烈也看不见终点，甚至聊得越是热烈，事后的空虚感或寂寞感会越强烈。这是因为双方没有真心诚意地看待彼此。其实别说是真心诚意，双方在这样的对话中感受到的只有暗中较劲。两个人发现一番长谈后，彼此的心思或想法并没有一丝靠近时，心里只会觉得更孤单、难受。

比如律师的案例，抛开历史这个外在的主题，关于爷爷的故事、军人父亲的故事、"我"在家庭中的故事，自然会浮出水面。这时，共情的目标便明确地显现出来。

不过，有时我们虽然想说出自己的心情，却不知道如何启齿。刚开了头，却不知道怎么继续。这是因为袒露心情时的话语，和我们在日常生活中常说的话语稍有不同。因为分不清该从哪里开始说，又该如何表达，所以干脆压抑这股冲动。于是心中的压力日益增加，直到超出忍受极限的那一刻瞬间爆发。

倾听者主动把话题引向需要给予共情的目标，会比倾诉者主导更有效果。倾听者只要把倾诉者的话转向他"自身"的故事就行。如此一来，倾诉者就能看见真实的自己，想法开始动摇。"啊，原来我是那样的人，原来我当时的心情是那样的。所以我才会一直重蹈覆辙啊！"

共情像子弹一样，在对方的想法和情绪如一团毛线球纠缠不清时，瞄准共情的目标并给予治疗。我至今还没有见过比共情更快速、更精准，并且没有副作用的药剂。

共情的原则 2　共情并不是只说好话

一位母亲有一对双胞胎女儿，读初中三年级。女儿 A 成绩优异、乖巧听话，和朋友们也相处融洽；女儿 B 则完全相反，在班上成绩垫底，小提琴课和自己想学才报名的英语补习都半途而废了。此外，女儿 B 不听母亲的话，难以管教，从小学开始就不主动写作业，母亲也无可奈何。

这位母亲说，女儿 B 从三四岁开始就有些古怪，很不听话。"B 会变成现在这样，也许是我长久以来看她不顺眼的态度造成的吧。"

原本看 B 不顺眼的母亲，开始反省自己。也许是和 B 的亲子关系令她感到难过，她转而说起最自豪的女儿 A。"虽然没有好好对待 B，但是幸好我经常称赞 A、肯定 A。对 A 来说，我应该是个称职的妈妈。"

我告诉她，她对女儿 B 的反省和坦白令人赞赏，同时我也直言不讳地告诉她：对 A 来说，她可能也不是一位称职的母亲。

她称赞 A 的时候，是在 A 考出和 B 不一样的好成绩时；是在 A 补习班从不缺席、认真学习的态度胜过 B 时；是在 A 顺从自己、不像 B 那样不听话时。A 认为如果自己没考好或不符合母亲的期待，母亲就会像对待 B 一样对她感到失望。A 其实也像 B 一样，她的自我并没有得到母亲的关爱和认同。"如果不努力学习、乖巧听话，我也可能变成妈妈眼中的 B。"这样的不安不断强迫着孩子前进。A 就像死守碉堡的士兵，从不敢放松警惕，而母亲却丝毫没有察觉。听完我的话，这位母亲非常难过。

共情不是只说好话或连连称赞对方，也不是随时把一针见血的批评挂在嘴上。话语本身是否温暖人心，并非共情的核心，要达到共情更重要的是，话语是否准确地朝着某个目标，又是否丝毫不差地落在特定目标上。瞄准对方的感受，并且落在感受之上的话语，才是共情。她对女儿 A 的称赞和肯定，并非针对女儿 A 的自我，而是对女儿 A 自我强迫式的行为和成果的称赞。

只对看似美好的外在给予支持和鼓励，这种行为并非共情。唯有对一个人的内心表达关注，共情才能展现它的威力。

像一碗白米饭、使人饱腹的称赞和认同

再回到上面的案例，还有一个值得从另一个角度思考的问题。或许有人好奇，在女儿成绩提高时给予称赞，这个称赞并不是针对孩子本身，而是针对她提高的分数，那么这个称赞就毫无意义吗？并非如此。那么该怎么做才能表达真正的关心和共情？

称赞孩子时，比起一边强调孩子的成绩，一边称赞孩子"哇！成绩进步这么多啊！真棒"，更重要的是关心孩子本身，例如："成绩进步这么多啊！你这次一定付出了很多努力，辛苦

了。"关心的对象应该是提高成绩的"孩子"。过度强调外在的成绩或成就，可能造成孩子对成绩的不安和压力，而关注孩子本身，将使孩子感到稳定与平和，并且没有任何副作用。

不曾得到他人对自我的关注和共情的人，会以为他人只认同自己的成就，终其一生受此困扰。这种人即使得到他人再多的关心，也无法达到预期的满足感。就像不吃米饭，只吃配菜填饱肚子的人一样，即使配菜吃得再多，也得不到令人满足的饱腹感，自然也享受不到饱腹带来的安心感。

对一个人的关注和共情，如同一碗刚蒸好的白米饭。有了这碗饭，就算只配酱油吃，也能产生饱腹感。因为米饭是最基本的食物。

共情不是对一个人外在的变化，例如增加的资产、升迁的职位、新获颁的学位或奖状，给予肯定或加以谈论，而是尽可能关注达成这些成就的当事人本身，以及他所付出的时间或心力。此时，被共情者才会有自己真正被认同或得到回报的感受。当他们反复经历这种体验后，将不会再受外在事物的影响，活得更加自在。共情不仅具有强大的力量，能让倒下的人重新站起来，这股力量也拥有石英般的坚实感，使人即使在万籁俱寂之中，也不会因为孤身一人而感到恐慌。

共情的原则 3　就好像你是那个人

人心不只有潜意识的需求和欲望，更是暗藏各种情绪和记忆的阴暗空间，例如人生中经历的各种伤痛和情感、几乎遗忘的往日回忆等。我们时常打理日常生活的空间，在夜晚点起明亮的灯火，营造优美的生活环境，却几乎没有余力点灯照亮内心。所以我们的内心永远幽暗无光，犹如漆黑的地下室。

我们的内心也被一层防护网保护着，这层防护网的另一个名字是"防御机制"。虽然它负责保护内心，但是过度的防御将会紧紧包覆旧伤口，使其发炎化脓。治疗不仅是保护内心，同时也是让化脓的心接受阳光的照射。而共情，就是调和这两个看似矛盾的目标的魔法。共情是理解另一个人在这个世界上的经历，就好像你是那个人一般，并且让你所共情的人知道，你理解了他。

走进他人内心的路线图

试着在脑海中画出一条进入他人内心的路线图吧。当我们寻找进入内心的方法时，会在幽暗空间遇见一道固若金汤的高墙。用双手抚摸这道墙，必能找到一扇门。在与他人对话时，若想进入对方的内心，我们必须先找出这扇门。

专注于人并给予关怀，那双抚摸着高墙的手自然能发现入口，那是一扇走进内心的门。只有关注人时，那扇门才会开启。

开门的门把是当事人的"情绪"或"感受"。假设共情对象是标靶，正中央的圆圈便是一个人的情绪或情感。当我们瞄准一个人的情绪或感受，给予共情时，当事人的内心将随之敞开。共情就是转开门把的力量。

某位公司高管对我讲完他忙碌的一周行程后，我问道："请您试着抽离生活忙碌的自己，像灵魂出窍一样回过头来看自己。您对现在的自己有什么感觉呢？"

"我现在的情况暂时不允许我那样做。"

他没有听懂我说的话，只说明了自己目前的处境。

"原来如此，不过我问的不是您目前的处境。我好奇的是，当另一个您看着这样生活的自己，会有什么样的感觉？"我再进一步追问，"不是说您真的要这么做，而是您的感受。"他愣了一会儿，缓缓开口说道："看起来很郁闷，也很可怜。"

从那一刻开始，他的语速逐渐变慢，说话结结巴巴。我问他，是否发现自己现在说话变慢了，而且吞吞吐吐。同时也告诉他，内心发出真正的声音时，自然会是如此。"自我"第一次发出不经修饰的声音，难免会有些不自在。

他这才放下心，继续接着说。他正视自己的感受，并且转动门把，走进了自己的内心。那天，他内心的故事就此展开。

作为一个人被爱、被认同的感觉

有个男人以偷窃为生，每次回到家中看着孩子沉睡的模样，总想着有朝一日金盆洗手，这是因为孩子这个特殊的刺激因子，触动了男人的自我。

当孩子对父亲说"爸爸我爱你""我想和爸爸一起玩""爸爸是最强壮的人"，这些话对父亲这个身份产生了作用。这无关父亲的薪水或地位。父亲无论做什么工作，总能从孩子身上得到作为一个人被爱、被认同的感觉。这个感觉强烈地刺激了父亲的身份，并驱使父亲回到正轨。

当一个人的自我获得抚慰时，自然会发生改变。瞄准对方感受的共情，要比世界上任何一种高效的说服或启蒙、建议，甚至是强效的抗抑郁药物，都更能快速、精准地撼动人心。

在某次团体治疗课程中，我曾以"一顿难忘的家常饭"为主题，让每组四个人围坐在一起，谈谈自己记忆中难忘的家常饭。一位中年女士娓娓讲出自己十岁那年发生的故事：母亲与父亲大吵一架后离家出走，父亲到家附近的肉铺买了肉，回家后取出装在黑塑料袋内的五花肉，和四个小孩一起做烤肉，当作周日的午餐，过程中没有任何对话。这位女士一边回想那次用餐的经历，一边倾诉着自己经常感到不安、孤单的心绪。

其他三人在听发言者的故事时，可以中途询问她的心情和感受，也可以随时分享自己的心情和感受。批评指教则全面禁止，这是为了更聚焦于个人与个人感受。四个人以这种方式轮流说出自己难忘的一顿家常饭。

像这样聚焦于人及其感受，全心接纳并共情发言者，自然能使之在坚固的高墙上找出那扇门与门把。转开门把后，所有人都看见了彼此的内心。按照这个简单的规则对话，竟能得到如此惊人的效果。

经过这样的对话，有人说："我以为自己到目前为止都很幸福，后来发现并不是那样。"也有人说："以前觉得只有我活得最痛苦，后来才知道不是这样。"还有人坦言："过去以为我是家庭中的受害者，后来发现也许我才是加害者。"另一个人却说："我一直以为自己是加害者，后来知道我可能是受害者。"

这不过是众人针对他人及其情绪、感受，彼此互相询问、对话与共情而已，没有任何人给予解释或分析，却能让每个人找出自己所需的解决之道。在同一个时间与空间内，各种彼此矛盾的体悟竟同时出现了。

这个课程既不是专家带领的课程，也不是为了让参与者感到幸福而开设的课程。这个课程不诱导参与者揭开自己的创伤，更不要求参与者在众人面前说出自己的体悟，好让其他人拿来作为八卦的材料。尽管如此，在其他人不断倾泻的关注和共情中，发言者还是看见了内在的自己，进而找出适合自己的解决方法。这是多么令人惊讶的效果！

见证过自我，并得到他人共情的人，即使没有专家的特别指导，他们也能主动找出自己需要的反省和解决方法。这正是精准的共情发挥出的惊人力量。

共情的原则4　"并不无聊，我愿意听"

我们常将创伤深深埋藏在心里，因为就过往的经验来看，袒露创伤不仅对自己不利，还可能让自己变得更难堪。

压抑创伤的时刻，是自我混乱的时刻，是困在憎恨与愤怒、自责等情绪中，因而虚脱无力的时刻。人们在这段时间受混乱的心情折磨，会急于寻求任何能结束这个状态的方法。

难道毫无保留地袒露创伤，就能活得自在吗？其实并非如此，也没有必要。但也有不少人以为压抑创伤才是成熟的表现，最后积累成心理问题。再怎么努力压抑痛苦，痛苦也可能像地鼠一样突然跳出，甚至时间越久越清晰。在这种情况下，唯有袒露创伤，解决问题，才能拥有正常的人生。

守护心理的眺望权[①]

有位男士问我："朋友小时候关于妈妈的记忆，几乎只有挨揍。他说妈妈经常命令他去做家务，动不动就揍他；他妈妈在丈夫那里受了气，就对他拳打脚踢，甚至扇耳光。儿时受到的家庭暴力给朋友带来严重的心理伤害，我该怎么安慰他好呢？"

首先从他的疑问中，可以看出大众对于治疗普遍存在的偏见。许多人以为要帮助"在频繁的家庭暴力下长大的人"，必须使用某种"专业的方法"。他不是把朋友当作独立的个人来帮助，而是将其视为"受到严重家庭暴力的人"。

无论是受到家庭暴力或职场中上司的折磨，还是情侣或亲子之间出现尖锐对立，想要帮助这些人脱离现实生活中的各种痛苦，首要任务是全面了解当事人在该情况和关系下自身的感受。

---

① 在韩国法律中有所谓"眺望权"，指人民拥有眺望景观（例如优美的自然、历史或文化风景）、享受感官满足或情绪放松的眺望权益乃至环境权益。作者将眺望权与心理结合，指任何人皆有权一窥心理的全貌。——编者注

所谓治疗，并非针对特定问题给出专业的建议，而是受创伤者握着他人的手，仔细窥探、抚摸、检查与感受自己受伤的内心，并梳理出创伤的过程。通过这样的过程，我们将清楚看见自己原本杂乱纠结的内心，就像看见浓雾散去后的风景一样。

　　"啊，原来那时候我的心情是那样的，所以才会对那个人说出那样的话啊。原来我是那样想的，所以才会做出那样的行为。"

　　在当事人真正看清自己的处境前，共情者必须不断提出疑问，给予共情，再提出疑问，给予共情，如此不断重复。所谓共情者，是在对方清楚看见自己前，持续陪伴在他身边的人。当对方想瘫坐下来时，陪着对方坐在地上；当对方认为这样的过程毫无意义、妄自菲薄时，询问对方为什么这么想，倾听对方的回答，并共情对方那样的心情。

　　面对满身伤痕、不知所措的人，严肃地给出专业、制式的回答，这种人并非共情者。因为那种方式大多无法为创伤者带来任何帮助。

　　复制而来的答案，绝对无法安抚人心。答案无法外求，唯有从自己的内在发现的答案，才能打动人心，发挥作用。唯有看清自己真正身处的情境、真正的心声，并且守住对自身处境的心理眺望权，内心才能获得抚慰与安定。用全身心去体会，才能真正了解；而真正了解后，才能看见清晰的道路。

共情的先后顺序

面对在家庭暴力下长大的朋友，请先耐心询问对方的心情，如此一来，原本笼罩在朋友心上的浓雾将会散去。但是请稍等，在询问对方的心情前，有件事必须特别留意：请先想想朋友是否能无所顾忌地敞开心房。那段往事也许是朋友第一次说出口，而且还是关于母亲的负面情绪，他真的能畅所欲言吗？在询问朋友之前，务必先仔细考虑对方的心情。

试着站在朋友的角度思考。朋友可能因各种顾虑——"我这样说会不会对自己不利""如果好友以后看待我的眼光不一样了，我该怎么办"——而难以启齿。唯有解决这个不安，朋友才能真正敞开心扉。

比起共情朋友因为母亲而带来的情绪和创伤，更优先要共情的，是朋友说出这件往事时的压力和不安。因为那才是朋友此时此刻最真实的情绪。只有这么做，才能继续接下来的对话。否则朋友也许会在说出母亲的复杂故事前，试着先为母亲找理由："我妈那时候也很辛苦，所以才会那样的。"甚至避重就轻地说："哎哟，以前大家都是那样被打着长大的。我的情况只是稍微严重一些啦。"最后对话不了了之。如果朋友当下的情绪没有得到共情，自然不会说出过去的创伤，也就没有力气开启之后的话题。要让好不容易开口的朋友一步步敞开心扉，说出意义深刻的心声，必须先共情朋友当下的情绪，使他得以一步步跨越看不见的难关；使他能进入自己的内心，遇见躲在内心深处的自己；使他懂得反求诸己，掌握洞察内心全貌的眺望权。

"就算过了这么多年再说这件事，心情仍然会很不好，对吗？"对于朋友这样的不安，应该先给予理解，点出朋友的心境，并给予共情。"要你说出妈妈的事情，一定非常痛苦吧！"像这样，一语道破朋友的不安。对朋友而言，愿意理解他当下感受到的不安的人，必然是最关怀、关注他内心的人，也必定是愿意无条件接受他最真实面貌的人。

人们唯有确信自己遇到了那样的人，才会产生安全感。如此一来，他们才愿意袒露自己的创伤，也才愿意放下自己的不安，进入更深层的自我故事。

当我告诉这位男士，必须先指出朋友的不安，给予共情后，朋友才会放心说出自己的事情，不料他忽然告诉我："其实我说的朋友就是我自己。"也许是当下的他感到完全放松和自在，觉得说出自己的事也没关系，所以彻底卸下了心防吧。

"啊，原来如此。您母亲从什么时候开始那样的呢？"

从那一刻开始，我全神贯注地倾听他的故事，并尽可能地对他举手投足间流露出的真实心情和情感给予共情。

"我小学三年级的时候，爸爸公司开始走下坡路，妈妈好像是从那时候开始改变的。她每天都睡不好觉，整天紧张兮兮的，经常天不亮就把我叫醒。从那以后，我总是因为一点小事在清晨挨揍，揍完揍才去学校上课。"

"天哪。这么小的孩子，该怎么承受啊！那种状况下怎么去上学呢？"

他开始对我说起儿时只能用衣服盖住瘀青再去学校的经历，说自己再怎么讨厌上学，也希望快点离开家，以免再被母亲揍。

"就算去了学校，又怎么能专心读书呢？"他应了一声"可不是嘛"，然后开始讲那段复读的生活。

"我到现在都觉得自己的脑子不好。因为脑子不好，所以要比别人更加努力，才能取得和别人一样的成绩。但是我又比较贪睡，实在很讨厌这样的我。我一直对这样的自己很不满。"

他把注意力不集中的表现，看作自己脑子不好又懒惰的证据。一个经常挨完母亲一顿揍才去上学的孩子，要如何专注学习，又怎么可能总是充满干劲？我深深感受着他的痛苦，并且给予共情。

"您那么坚强才能坚持到现在，却还怪自己脑子不好，嫌自己懒惰呀？"

我没有批评他的想法不对。不管他的表现是否优秀，是否对自己太苛刻，我只要让自己变成他面前的一面镜子，继续映照出他最真实的模样。

"是呀，我只会怪自己呢……"

"您又被妈妈打，又把自己逼得那么紧，肯定很痛苦吧？"

那天，他毫无保留地说出埋藏在心中的许多回忆，重新回顾了对自己冷酷无情的那个他，哭得稀里哗啦。他凭借着我给予的共情的力量，一步步渡过难关。在他讲述的同时，原本一味自责的他，开始清晰地描述自己对母亲的愤怒，甚至说出对父亲软弱又不负责任的厌恶。与此同时，他也真实表现出对父母无限的怜悯。

人类不是单细胞生物，面对各种各样的情况，自然会有复杂多变的情绪。即使两种情绪互为矛盾，他的情绪也永远是对的。那天我就像和他一起站上冲浪板一样，一边听着他的故事，一边与他一起随波起伏。

诉说自己的创伤，有助于重获生机

在共情的协助下，最终对自己有更立体的认识，这将有助于当事人重获自由。他们在全然接受自我并重新梳理个人感受后，一切将变得更加自在。就像从化脓的伤口中吸出脓水一样，他们挖出悲惨的过去，在诉说个人创伤的同时，重新获得生机。

诉说伤痛时感受到的那种疼痛，不是患病的疼痛，而是身体即将复原时的疼痛。所以即使痛苦，他们仍能继续说下去。

共情是一管药膏，能在完全露出的伤口上彻底化开，迅速渗入伤口。精准且高度专注的共情，能彻底解决问题。共情是主导整个治疗过程的强效治疗剂。

共情的原则5 内心的感受永远是对的

在一个分享会上，有一位小学生的母亲递给我一封信，信上写着：

> 某天，孩子的老师打电话给我，说我家孩子打了别的孩子。因为这种事之前没有发生过，我很好奇具体的情况，也认为应该和孩子严肃谈谈这件事。孩子说："我是打人了，但是那个人先用难听的话激怒我的。老师已经批评我了，我知道错了。妈妈，对不起。"
>
> 我想孩子在学校已经把事情处理得差不多了，便对孩子说："好，无论如何，先使用暴力就是不对的。你知道错

了就好。下次别再那样了。"

没想到孩子委屈地哭着对我这么说:"妈妈你这样不行,你应该要问我为什么会打人啊。老师只会骂我,我已经觉得很难过了,妈妈要安慰我才对啊。是那个人先惹我的,我忍了好久才打他。怎么连妈妈你也怪我不对呢?"话一说完,孩子就放声大哭起来。

那时候我才知道,孩子的心情怎么样、孩子有多伤心、为什么只能选择打人,而这些问题我一个都没问。我犯了严重的错误,没有关心他打人前的心情,甚至没有先安慰被老师骂过的孩子,就急着追究他为什么打人。

我这时才意识到,表面上看似解决了问题,但其实孩子的心情并未就此平复,也终于知道,那些承认自己错误、为自己的错误道歉的人,其实也渴望得到共情。越敏感的人,越会那样做。

孩子边哭边说的这段话,隐藏着许多信息。

"妈妈你这样不行,你应该要问我为什么会打人啊。老师只会骂我,我已经觉得很难过了,妈妈要安慰我才对啊。是那个人先惹我的,我忍了好久才打他。怎么连妈妈你也怪我不对呢?"

孩子的一字一句犹如宣读一份共情法则，精准地指出了共情必须切入的时机与位置。而全然接受孩子的感受、对此自我反省的这位母亲，也得到了精准的启发。

感受与行为是两回事

可能会有人说，对于想法与行为有偏差的人，怎么能给予共情呢？如果不告诉当事人那是错的，他就会继续犯错不是吗？其实没必要担心那些。共情所关注的，不是他的想法与行为，而是他的内心，也就是他的情绪。一个人的感受与情绪，是共情标靶上最核心的目标。（我所谓的"内心"，是情绪、感受等词语的同义词。当我询问别人"你的内心感觉如何"时，多数人都会说出自己的感受。）

就算不认同孩子打别人的行为，只要了解当时孩子的内心，就能立刻共情孩子。当自己的内心得到共情，即使没有人告诉孩子对错，孩子也会立刻知道自己的行为错在哪里。

一个人的想法、判断、行为再怎么不对，只要有人关心、询问他的内心，原本复杂的情况将立刻迎刃而解，其效果令人惊讶。确信自己内心得到共情的人，必定愿意负起该负的责任。这是因为他们感受到自己的内心得到了他人完全的接受，委屈得以释放。所以，"人心永远是对的"这句话永远成立。

有一位备受同事与晚辈敬重的 L 检察官，不仅为人温和，其调查能力也非常出色。在检察机构频繁使用暴力（甚至拷问）的年代，即使是处理重大案件，他也从不使用胁迫的手段，却总能比别人更快速、从容地解决案件，因此享誉检察界。

在调查嫌犯时，他问了不少和案件无关的私人问题，不但问到关于嫌犯家人的信息，也探听到嫌犯艰难的家庭遭遇和悲惨身世。和对方聊这些话题的同时，也与对方产生了一定的亲密感。他就是这样投入大量时间和心力在对方的私事上，所以即使没有胁迫对方，也会让嫌犯主动坦承过错。他能够数十年如一日地保持那样的态度，确实堪称有优秀的共情能力。

L 检察官曾提到，有一次他正听着嫌犯讲琐碎的私事，在某个话题的尾声，嫌犯忽然提起许久以前杀人的细节。嫌犯一五一十地交代完具体的犯罪过程后，就躺在审讯室的长椅上呼呼大睡。这说明坦白了一切的他，内心无比自在。

一个人的行为，与他的内心常常是两回事，只要知道这个事实，我们就能尽情给予他人共情，对共情的顾忌也会消失。只要尽全力共情对方，无论对方性情多么倔强、凶残，都能撼动对方的心。反之，平时讲究公平合理的人，当他行为背后的动机得不到他人的共情时，自身的逻辑和逻辑性也将无法正常发挥。甚至他擅用的合理化①反而可能沦为诡辩，用以维护自己扭曲的内心，最终离本意越来越远。

共情是问出行为背后的动机

接到老师来电的母亲，认为有必要和孩子严肃地谈谈。然而在孩子开口前，母亲早已自行做出判断与评价了。

母亲认为必须用严肃的表情和态度与孩子对话，从那一刻起，她已不是一位母亲，而是执行最终审判的法官。这时，对话的目的只在于宣判结果和惩罚，而不是探究孩子的内心。此时母亲的眼中只有"我（母亲）"，没有"你（儿子）"。对话必须在有我有你的前提下展开，所以这对母子的对话自然不可能正常展开。

听见孩子哽咽的回答，那一瞬间母亲才意识到"你（儿子）"的存在，并且立刻觉悟到这些道理：表面看似解决了问题，其实并没有解决到内心；承认自己的错误，为自己的错误道歉的人，其实也渴望得到他人的共情。我赞赏这位母亲的洞

---

① 合理化是心理防御机制的一种，指当个体的动机未能实现或行为不能符合社会规范时，会尽量搜集一些合乎自己内心需要的理由，给自己的行为一个合理的解释，以掩饰自己的过失，减少焦虑、痛苦，维护自尊免受伤害。——编者注

察与觉悟，她完成了艰难的挑战。

这样一位母亲的儿子，自然会愿意毫无保留地袒露自己的内心，这对母子之间关于内心的无形学习，最终保护了孩子。

共情的原则 6　情绪永远正确，行为则不一定

有位女士的丈夫参加集会时，遭到警察殴打，后来双脚丧失了功能。她要一个人照顾三个孩子，还得照顾病榻上的丈夫。就在丈夫病情恶化之际，她的愤怒达到了极点。正好此时我遇见了她，她颤抖着对我说："要是我有驾照，我真想开车撞进警察局，大家同归于尽，反正我也不想活了。"

我立刻揶揄她："不需要驾照啊，直接撞进去就是了。没有驾照也可以呀！"

这句话是火上浇油，让试图采取暴力自毁行为的人更加愤怒吗？当然不是。真正为她的愤怒火上浇油的，是不把她表现出来的愤怒当一回事，是将她的怒气转向其他地方，以及信口说出"我懂你的愤怒"。也有些人会劝她："我知道你的心情，但是好歹为孩子着想啊。""我明白你的心情，但是你要让丈夫带着罪恶感活下去吗？"这些话只会起到反作用，滋长、强化她

的愤怒，给她的愤怒火上浇油。

听完我的"不需要驾照"一说，她先是一愣，看了我一眼，忽然笑出声来。原本她正宣泄着激烈悲惨的愤怒，一瞬间紧绷的情绪消失无踪。她接下来虽然还在表达自己愤怒的心情，不过已经懂得抽离愤怒的情绪了。像是把自己的愤怒放在眼前，看着这个愤怒进行描述一样。她说话的时候，仿佛瞬间把说话的自己和另一个充满愤怒、深陷地狱的自己分隔开来。

现在的她能说出自己的愤怒，情绪又不随愤怒起伏。曾经深陷愤怒之中的她，之所以能那样瞬间摆脱愤怒的情绪，正是因为她觉得自己的愤怒得到了完全的理解与接纳，因为她个人的情绪没有被任意批评。

她那番激烈的言论，并非真的要"同归于尽"的意思，而是当下她的委屈与愤怒，达到了想毁灭一切、想自我了结的程度。但凡有一个人能听懂她的内心，接受她的情绪，都能让她化解委屈。

人的情绪永远是对的。即使想毁灭一切，那种心情也是对的。只要有一个人认同这个心情是对的，当事人的负面情绪就将立刻烟消云散。如此一来，才能从愤怒的地狱中脱身。

要是她真的毁灭了一切、伤害了他人，那也是对的吗？要是她选择了自杀，那也是对的吗？既然说人的内心都是对的，那她的破坏性行为和价值判断也是对的吗？不是的。人的情绪永远是对的，但是这个情绪引发的行为不一定是对的。

情绪和情绪引发的行为，是两回事

为了遗产，一位大哥及其兄弟姐妹吵得不可开交。大哥认为遗产本就是自己的，所以比弟妹们多拿了五倍的遗产，弟妹们对此极为不满。和大哥关系还算不错的妹妹，像是双方代言人一样试着两边调解。她虽然尽可能地传达了其他弟妹的想法和立场，试图说服大哥，大哥却不为所动。时间一长，听了双方许多抱怨的妹妹，也已经精疲力尽，甚至后悔出头管自己没能力处理的事，对大哥也满腹怨恨。

她问我："大哥的情绪也是对的吗？大哥的情绪也应该得到共情吗？"

当然。但是有一点必须知道，情绪永远是对的，但是这个情绪引发的行为不一定是对的。对情绪永远可以给予共情，但是对行为或价值判断可以不认同。

大哥为什么那样估算自己应得的遗产？又为什么坚信非得那样分不可？那是源自什么样的想法？这些都得问清楚。对于无法理解的事情，自然无法共情。妹妹后来问了大哥，而大哥似乎早已做好回答妹妹问题的准备。

原来在父亲接受脑部手术时，兄弟姐妹决定分摊医疗费，合资出了一笔钱。当时大哥的岳母也被诊断为癌症，正在接受治疗。夫妻俩还得照顾妻子的娘家，在经济和心理上都承受着极大的压力。那时弟妹们都说，做大哥的就应该多付一点父亲的医疗费，夫妻俩便被迫减少了岳母的医疗费。当时弟妹们说的那番绝情话语和他们的眼神，深深烙印在大哥的心中。他被弟妹的态度伤得很深，心里非常难受，觉得弟妹对他太无情。虽然时过境迁，但当时感受到的侮辱、委屈、愤怒，依然历历在目。

听完大哥说起这段意想不到的往事，妹妹才明白原委。虽然已经太迟了，不过大哥当时的心情仍需要共情。

"原来如此。大哥你那时候心里那么难受，一定觉得我们这些弟妹很不近人情、很冷酷吧？"

河水冰冻时，带着铁锤和铁钉去敲碎河面的冰块，是相当愚笨的行为。这种行为其实就是批评对方、指正对方的教条行为。就算用尽全力，也无法敲开所有河面上的冰块。当春天来临时，河冰自然会融化。共情也是如此，能为内心唤来春天。

说出长久以来埋藏在心中的不满和创伤，并且得到弟妹们的道歉后，大哥的内心释怀了不少，同意让出自己的部分遗产。之后虽然重新调整了遗产的分配，但大哥依然主张自己分配到的遗产必须是弟妹们的两倍。虽然其中两位弟妹能理解过去大哥受到的伤害，但是依然觉得大哥太过贪心。

弟妹们没有义务连大哥的价值判断和行为都全盘接受。那是两码事。对大哥过去难受的心情可以给予共情，但是因为这种情绪而施加在弟妹们身上的行为，并非共情的对象。当众人都认为大哥坚持要两倍遗产是贪心的行为时，就可以这样说："我们已经共情大哥当年的难受心情了，但大哥这种行为是不对的。"他们可能再也不想见到大哥，决定和大哥断绝关系。这就是大哥的行为导致的他必须承担的后果。

弟妹们虽然决定和大哥老死不相往来，但这并不代表他们是没有同理心的人。他们不认同大哥的做法，但是能共情大哥受伤的内心。因此弟妹们再也不与大哥见面的决定，也应该得到同样的尊重。

就算能共情，有时也需要终结关系

共情者不是和所有人相处融洽的人。你有情绪，我也有情绪。决定终结关系，也是在互相给予共情的关系中重要的一环。因为终结关系，有时是为了同时保护你我不得不做出的选择。

一段关系出了问题，不敢提出结束，一味强忍着咬牙坚持，不但伤害自己，更可能使对方错失反省自身行为的机会，结果便是两败俱伤。如此一来，又会引发其他的问题。

我们不可能和所有人和睦共处，也不可能成为所有人的共情者。

前面讲的打人的孩子和母亲之间的问题，还有那些出现在父母与未成年子女之间的多数情绪冲突，其实是父母没能真正共情孩子造成的，只要父母用心就能解决。当父母理解关系的本质，主动道歉，并给予完全的共情时，冲突就能迎刃而解。

成人之间的关系又不一样。虽然我有我必须承担的责任，但是只有单方面努力是不够的。对方也有必须承担的责任，我没必要连他的责任也揽在身上。在任何一种关系中，如果存在心理上的不对等，并且单方面持续付出，往极端的方向发展，那么终结这种关系才是明智的。

- 唯有从各个角度仔细、缓慢、清晰地窥看人心，

  才能达到共情；越深入了解一个人的内在，

  越能理解对方；越理解对方，越能深度共情对方。

- 如果门是一个人的内心，门把则是当事人的"情绪"或"感受"。

  当我们瞄准一个人的情绪或感受，

  给予共情时，当事人的内心将随之敞开。

  共情就是转开门把的力量。

第四章

"我不想再善解人意了"

共情者的痛苦

提高共情的精准度

国家拥有独立的领土、独特的历史与法律以及语言，并且具备特殊的文化与风俗。各国的饮食文化大不相同，气候亦不相同。有寒冷的国家，也有一年到头炎热的国家；有地质条件稳定的国家，也有地震、台风等天灾频繁的国家；有的国家蕴藏丰富且珍贵的地下资源，有的国家则土地贫瘠，几乎寸草不生。

人类也是如此。每个人都是独特且独立的个体。我拥有和我以外的人完全不同的成长历程，个性和特质也不相同，说话的语气、性格、爱好、兴趣、口味，也各不相同。

国家与国家之间有国界，国界是一个国家物理上的主体防线。无故侵犯其他国家的国界，代表不承认这个国家的主权，遭到侵犯的国家必须全体动员阻挡外国势力，甚至不惜发起战争。唯有国界坚不可摧，人民才能平安生活。所以在各个国家的国界，都有军队守卫。

就像国家之间的国界一样，人与人之间也存在着界线。我们说所有人都是独立的个体，意思是在你我之间有个明确区分两人的界线。我们必须认识到界线的存在，才能保护自己，也避免侵犯到对方。

许多时候我们没有守住自己的界线，搞得自己伤痕累累，却又不知道为什么那么痛苦。有时候是我们侵犯了别人的界线，随意践踏破坏，却又丝毫没有察觉，还辩解是为对方着想才那么做，责怪对方不知好歹。

在给予彼此共情时，也得明白界线的道理。在我和你的关系中，双方必须清楚地知道，到哪里是"我"，从哪里开始是"你"；知道何时必须共情"你"，何时"我"必须先得到共情，这样才是对你我都有帮助的共情。认知到界线的所在，才能提高共情的精准度。

被侵犯的界线

否定对方主权，无异于侵犯界线。当主权遭受损害，人们将产生被侮辱、被轻蔑的耻辱感，同时会因为这样的情绪感到愤怒。当这些情绪高涨时，说明我们的界线正受到侵犯。

一位四十多岁的未婚女性 A，与同龄男性交往许久后，决定与对方结婚，却因为独居的母亲大力反对，承受了巨大的压力，甚至严重到长带状疱疹。对方长相尚可，在不错的公司工作，年薪优渥。母亲之所以反对这个所有人都觉得不错的对象，是因为男人的收入地位都比女儿高，她担心日后女儿得看丈夫的脸色过活。尽管小两口又是苦苦哀求，又是礼物攻势，试图说服母亲，母亲依然不为所动。A 想强行结婚，但是又担心母亲可能受不了刺激而昏倒，到时自己将一辈子活在自责之中，急得不知所措。

A 表面看来是顾虑母亲感受的孝女，但是她并没有认识到自己和母亲之间存在的界线。即使自己的主权被夺走，她也没有觉得被轻视或感到耻辱、愤怒；即使母女关系中的界线已经崩塌，她仍未察觉，而是继续付出不必要的努力，让自己身心俱疲。没有意识到问题的根源，却依然尽其所能地付出，这无异于对空鸣枪。没有瞄准目标物的射击，无论如何也击不中目标。

A 就像没有国界守卫队的国家。母亲如侵略者般破坏界线，攻入了 A 的内在情绪和意见决策的领地，A 却没有要求母亲离开，也不敢与母亲正面对决，甚至一错再错，对侵略者感到歉疼，为她难过，就像关心拿刀砍自己的人手会不会痛一样。

A没有察觉到自己被侵犯的事实，导致深爱自己的男人受到牵连，牺牲了两人的感情，因为没有守住母亲和自己之间的界线，让自己失去了一段幸福的婚姻。没能坚守自己的界线，不但无法保护自己，同时也会让自己变成侵犯他人界线的加害者。

A的母亲不管喜欢还是讨厌女儿的男友，都有表达意见的权利，但是一切仅限于此。要不要结婚，这个决定权不在母亲手上。而A的母亲却像是掌握一切生杀大权一样，破坏他人的国界，篡夺该国的主权，变成不折不扣的侵略者。面对身为侵略者的母亲，A这个被乞丐赶走的主人反倒担心起乞丐来。一个界线感已经荡然无存的人表现出这样的态度，实在令人惋惜。A的多次退让，其实是对母亲的过度保护。

在我和A做过几次面谈后，A不顾母亲的反对，举办了婚礼。她的母亲依然对女婿不甚满意，但是并没有昏倒，依然健康地活着。母亲对女婿的不满不是女儿必须解决的课题，女儿没办法也没必要解决。那是母亲必须自己解决的课题，也是在女儿的界线外、母亲的界线内的课题。母亲难受时，虽然界线外的人可以给予帮助，但那绝不是女儿的责任，也不是女儿犯了什么错造成的。认清这种界线，并让责任回归到母亲身上，母亲的情绪才能在女儿介入前快速整理好。

女儿如果没有意识到母女之间的界线，继续介入母亲的情绪，母亲将会把自己的不满和厌烦的情绪发泄在女儿身上。

过度保护不是保护

一场意外事故，让一位父亲痛失儿子。办完儿子的葬礼后，这位父亲没有勇气把噩耗告诉故乡的老父亲，也就是最疼爱孙子的爷爷。老父亲有高血压，听到这样的消息，肯定会发病的。在事故发生后的两年间，每次回到老父亲的家中，他都告诉老父亲儿子去国外留学了。老父亲偶尔打电话来，他的心总是七上八下的，担心若老父亲问起孙子该如何是好，又该怎么说明。

听完这位父亲的话，我问他："如果您父亲要到临死前才知道孙子比自己更早离开人世，他该有多么心痛？如果您父亲知道儿子为顾虑他的身体，一个人忍受丧子之痛，不会对儿子感到歉疚吗？您想过老父亲知道儿子失去了孩子，承受着比死还强烈的痛苦，自己却没能以父亲的身份给儿子一句安慰，反倒让儿子过得更痛苦，他会多么自责吗？"

老父亲并不是一碰就碎的玻璃，他曾挺过更艰难的岁月，是一座保护我们的大山。我继续问他："您是不是小看了父亲，过度保护他了？您是不是把父亲看得太脆弱了？您认为自己是想法成熟的大人，是能够承受丧子之痛的人，而您的父亲是连一点痛苦也承受不了的弱者吗？"

听完我的问题，他哭了好一阵子。几天后，他一个人回到老家，告诉老父亲孙子去世的消息，像个孩子般放声大哭。他说担心父亲遭受太大的打击而伤心，所以没有告诉父亲。意外的是，老父亲说自己早就知道这件事，但是担心自己知道一切的事实会造成儿子的负担，所以一直忍着没说。又说逢年过节都得假装不知道，自己也过得非常辛苦。最后这对父子抱头痛哭。

任何人都是独立的存在，能应对与适应变化。只要相信这个事实，就能在互相倾诉伤痛、抱头痛哭的同时，认同彼此之间的界线，并且成为彼此活下去的动力与源泉。唯有意识到看不见却真实存在的界线，所有人才能作为独立的个体昂首挺胸地活下去。

先斟满自己的杯子

"听到别人倾诉难过的事，自己也会产生那样的情绪。这么辛苦的工作，您是怎么继续做下去的？"这是我最常被人们问到的问题。

这里说的"工作"，自然指心理治疗相关的工作。听到别人讲辛酸的故事，自己也会感到难过，某种连接到自我内在创伤的情绪也会被激发出来。在我刚开始担任精神科医师时，有过无数次类似的经验。

在我十二岁时，与癌症抗争七年多的母亲离开了人世。充满暗灰色调的儿时记忆，让我觉得自己像是被整个世界抛弃了，感到前所未有的孤单。我的青春期同样过得迷茫，时常感受到年轻父亲的抑郁与无力。在我成为精神科医师后，听着某些人的心声，年少记忆中的抑郁和自卑仍会不经意地闯入到我的意识中。

每当此时，对方的故事总会逐渐模糊。有时是左耳进，右耳出，有时觉得对方简直是无病呻吟，有时甚至无法专注于对方的故事，反倒深陷在我的创伤记忆中。我分不清内心的隐隐作痛，是共情对方的痛苦所造成，还是源自我个人的痛苦。对方的痛苦与我的创伤融合为一体。这种混乱带来不安，而不安又使我怀疑自己是否有资格倾听他人的痛苦，责怪自己选错了职业。

在我的创伤得不到共情与治疗的那段时间，我的职业带给我极大的痛苦，甚至让我有了转换跑道的想法。后来连续几年接受前辈医师的精神分析咨询，获得了某种程度的帮助，不过改变我的关键因素，还是丈夫（他是我的老师、恋人，也是我的战友、伴侣）在日常生活中不断给予我的共情。我得到共情的时间，可以说比我穿上医师袍的时间要多出百倍。

我开始一点一滴慢慢地改变，直到完全蜕变。那段时间，我尽可能地展现出内在的自己，并得到了共情与理解，当然也得到了毫无保留的爱。渐渐地，我的职业感受从痛苦转变为喜悦。从那时开始，我才得以全身心地投入到面对他人痛苦的心理战中，这是上天赐予的祝福。

健全的共情，始于对界线的正确认知

想要成为某人的共情者，必须能同时共情自己的创伤才行。给予共情的前提是接受共情。就像同时自转和公转的地球一样，共情是关注其他人的同时，也关注自己、共情自己的行为。围绕着对方打转，同时不忘以自己为重心，这才是真正的共情。

共情本是互相的、彼此同时进行的活动。当地球忙着自转而无暇公转，或忙着公转而无力自转时，大自然的运行原理将被打破。共情也是如此。失去相互性与同时性，共情便不存在。

倾听他人伤痛的共情者就像嫩豆腐一样脆弱，在倾听的过程中可能让自己的伤口再度溃烂，或者承受新的伤害。共情者与受创伤者不是井水不犯河水的关系，两个人本质上都是受创伤的人。

共情不是单纯"给予"对方共情的行为。如果不能敏锐察觉他人对自己创伤的共情，那么自己共情他人的感觉也会变得迟钝；如果你我双方不能互相共情，那么任何一方的共情都不会有效果，这正是共情的奥妙之处。所以共情既拯救你，也拯救我；共情是治疗的完美形态。这个完美的基础始于对自我保护的感觉，而自我保护始于对自我界线的敏锐度。

许多奉献一己之力的共情者，例如志愿者、义工、社会工作者等，有不少人正承受着心理上的虚脱（倦怠）。感到虚脱最常见的原因，正是"强迫共情"。那些因暴力执法而失去家人的受创伤者，他们的悲惨与苦痛不是旁人可以想象的。共情者与他们吃在一起，睡在一起，陪着他们哭泣，与他们一起准备抗议，在此过程中分担着他们的痛苦。

共情者就像参与心理战的士兵，即使能够共情受创伤者的痛苦与悲伤，在其他地方也可能与受创伤者意见相左。例如在拟订实际抗议计划、决定工作分配时，彼此的意见可能出现差异。意见相左是理所当然的事，但是共情者在这种情况下，对于自己与受创伤者意见不同常感到难以启齿。即使知道要接受受创伤者的意见，个人必须付出不恰当的牺牲，他们也不敢拒绝。

于是共情者强忍不满，最后产生愤怒、厌恶的情绪，并伴随着意料之中的自责感，这是因为他们认为厌恶受创伤者的人是坏人，自己绝不应该如此。当他们再也无法忍受时，会选择默默离开。这是不顾共情的相互性与同时性的结果。

共情者更应该尽全力保护自己，而不是保护受创伤者。唯有非常懂得自我保护的人，才能承担起共情他人的行为。

一位帮助过暴力受害者家属的人，某天急急忙忙找到我。他说自己晚上睡到一半，忽然穿上衣服出门，但是醒来后对这件事却没有任何记忆。当时他开车出门后，与其他车辆发生碰撞，还递给对方名片，直到对方联络他，才得知这件事情。他像断片一样没有任何记忆，但证据却真实存在。他觉得太可怕了。这其实是解离性漫游症（Dissociative fugue）。

他多年来与受害者家属一起承受着高度压抑的情感。他坦白告诉我，自己经常忍不住对受害者大发脾气，却不能理解自己为什么会那么做。每当此时，他都会督促自己不可以忘了初心。

他说起一位自己尽全力帮助的受创伤者，控诉这个人对自己相当无礼。他就像向母亲打小报告的孩子一样，告诉我这个受创伤者是多么令人心寒。说着说着，他忽然停了下来，对我说："就算这样，这个人本性并不坏。"

我也坦白告诉他："要帮他找借口的话，以后再说。你现在有充分的理由对他发脾气。我想你这段时间一定是忍无可忍了。"

　　他虽然知道对受创伤者发火是自己不对，却又为对方辩护。我严词反驳了他的想法。他的心情得到他人的肯定，日后才能更游刃有余地共情受害者。

　　他说起了自己儿时的回忆。他的父母经常激烈地争吵，甚至一言不合就持刀相向。但是他说自己对这段往事的记忆，比其他兄弟姐妹还要模糊。每次遭遇自己承受不了的痛苦时，他总想将痛苦像挖果冻一样从现实中挖出去。逃跑与解离，是他处理个人生命痛苦的方式。

　　他怨恨受创伤者的心情，与自己儿时看见父母持刀相向时的心情相同，都是心理上难以承受的情绪。面对这样的情绪，他又故技重施，想要像挖果冻一样将这种情绪挖去。

　　过了好长一段时间他才意识到，和受创伤者在一起的岁月，给自己造成了多大的痛苦。他觉得不应该再勉强自己接受这件事。我帮他梳理这段时间他的真诚与奉献为受创伤者带来了多大的帮助，也肯定了他那几年全身心投入的努力，并发自内心地告诉他："你真是太辛苦了。"之后，他虽然不再做志愿者工作，却也放下了自责，学会了好好拥抱自己。

你有你的情绪，我也有我的

想要分担他人的痛苦，必须能同时给予自己无限的共情。懂得自我保护，才有资格帮助别人。

A 和 B 是朋友，A 愿意给予 B，而 B 却不愿意同样给予 A。这种不对等的共情，也是心理治疗师经常面临的问题。这时我们应该做的，是仔细思考什么样的原因导致自己有这样的感受，而不是怪罪双方不能互相共情。

有时对方看起来焦急难受，而我也心乱如麻，无力共情对方。这时，自我保护才是当务之急，在保护不了自己的状态下，却又不忍看见对方难受而伸出援手，这就像不会游泳的人看见落水者，急着跳进水里救人一样，两个人都将面对悲惨的下场。

我们所有人都是受过创伤的人，必须先保护好自己才能帮助他人。如果问我什么是决定共情者的标准资格，我会说那是"对自我保护的敏锐度"。

在一定时间内或某个特定的背景、情况下，我也许可以忍受对方，但是我并非永远都得忍受或者可以永远忍受，要知道"你有你的情绪，我也有我的"。唯有熟悉自己的感觉，才能成为共情者。能同时给予自己和对方的共情，才是真正的共情。

明确你的极限

一位母亲得知正读高三的儿子学会了抽烟，她决定放宽心看待这件事，"青春期男孩子都是这样长大的。"她认为保持和孩子的沟通最重要，所以对儿子这么说："爸爸说他在你这个年纪也那样。这也是正常的。但是在学校抽烟被抓到，会对你有影响，所以我希望你只在家抽。"

儿子向母亲道谢，并爽快答应一定做到。

问题出现在这之后。孩子说不容易买到香烟，问母亲能否替他购买。母亲虽然不太情愿，但是既然大话说在前面，为了面子，只好偶尔买烟给儿子。就在某天，她忽然担心这样下去，孩子会不会要求她连朋友的那份也一起买。她认为完全相信孩子、理解孩子，才是一位合格的母亲，所以一忍再忍，但是又不免怀疑自己到底做得对不对。

共情不代表要接受所有要求

当我们说了解对方的一切并给予共情时，这里的"一切"是指对方这个人本身和他的心情。共情一个人想殴打某人的情绪，是指理解他的愤怒、引发愤怒的情况和他身处那个状况中时的心情，而不是接受、理解暴力行为本身。那是两回事。愤怒的情绪可以被共情，但是当情绪转化为暴力行为时，这个行为就不是共情的对象，当事人应该承担这个行为的所有后果。

同样地，为想抽烟的儿子跑腿买香烟，这个行为并非共情，不责备孩子想抽烟的心才是共情。如果分不清两者的差别而无条件地满足儿子的要求，母亲自身的界线将受到侵犯。如此一来，母亲原本决心实践的共情将会失去方向与合理性。

我将自己的意见告诉她："如果母亲决定充分尊重儿子是一个独立的个体，就必须严守母子之间的界线，但是您越过了这条界线。母亲只要不责备孩子想抽烟的心，理解这样的想法，那么孩子在任何情况下都能感受到母亲完全的信赖和理解。母亲扮演的角色只能到这里，这样就已足够。孩子买烟来抽，或是因抽烟被抓到而被勒令退学，那都是孩子必须承担的责任。如果他自己承担不了这个风险，可以选择放弃。不管他愿意承担风险，还是决定放弃抽烟，那都是孩子要在自己的界线内决定的事。"

她问我："如果孩子反问'不是妈妈说抽烟没关系的吗''我是未成年人，又不能买香烟，那叫我怎么办'，我真会哑口无言，这时候我该怎么做？"

共情不是非好即坏。不是说母亲同意并共情抽烟这件事，就必须连香烟也买给儿子；也不是说没有买香烟给儿子，就代表同意抽烟的母亲说话反复。

"妈妈个人完全理解你想抽烟的心，但是学校或这个社会对未成年人吸烟行为有一定的约束和规范，妈妈既不能改变什么，也帮不上忙。而且妈妈不想连烟都帮你买好，那是你要自己解决的事。"

母亲必须像这样完全共情儿子的心，同时也明确划定母子之间的界线。

意识到母亲和自己之间的界线后，孩子会对自己要求母亲买烟的行为感到抱歉。如果没有那样的界线，母亲又误以为帮孩子买好香烟才是真正共情儿子，某天孩子可能会因为母亲买来的香烟比自己预期的少或其他原因，而逐渐对母亲感到不满。一旦界线崩塌，再多的牺牲也只会换来更多的批评和攻击。

这个问题不只发生在亲子之间，伴侣、恋人、朋友之间也经常发生。"牺牲"这种美德，有时反倒会轻易地、无声地破坏人与人之间的界线。

区分什么是我的，什么不是我的

再举一个案例。有位女子个性消极、内向，这一直是她的弱点。她认为自己活得那么辛苦，都怪这样的个性。据说她唯

119

一的儿子和她截然不同，从小开朗活泼，很受朋友们的欢迎。不管到哪里，她都对儿子赞不绝口。

某天，她带着儿子与多位友人一起用餐，朋友们当时接触到的儿子，与她所描述的形象截然不同。与其说活泼，不如说这孩子具有攻击性、行为粗鲁，对母亲的态度也非常无礼，几乎令旁人坐立不安。几个月后，她说儿子向学校申请退学，整天待在家里，令她感到相当无助，不明白好好的儿子怎么会变成这样。和她聊了许久后，我才知道一个事实：过去她所描述的儿子，其实更接近她幻想中儿子的形象。

这位女子有个不幸的童年，艰难地长大成人。为了躲避有暴力倾向的父亲，她十六岁离家出走，独自谋生，直到大学毕业。由于生活太过孤单，渴望家人陪伴，于是选择结婚，但她并未从婚姻生活中获得安定感，而是在抚养儿子的过程中，才开始感到安定。儿子很聪明，在学校曾经当过班长，也有很多朋友。虽然生活上并不富裕，但她仍从儿子身上感受到希望，觉得无比自豪。

然而奇怪的是，儿子上初中两年以来，多次受到三名同学的集体霸凌，母亲知道这件事后，竟没有察觉问题的严重性，就让这件事悄悄过去了。回顾儿子被霸凌的那段时间，她在和朋友聚会时，依然抓到机会就炫耀儿子一番。在霸凌事件后，儿子的性格变得尖锐、暴戾，也不再与其他朋友往来。即使事态已经如此严重，母亲口中的儿子依然是"社交能力强，具有领袖特质且受人欢迎的孩子"。

遭受校园暴力折磨的儿子，正在千辛万苦地度过中学岁月，而母亲却依然自我感觉良好。她将儿子的攻击性看作领袖特质与成熟的象征，还庆幸儿子的个性不像自己那样消极。她在心中按照自己希望的模样重塑儿子的形象。而在重塑的过程中，只有她这个母亲不知道自己心目中的儿子已经与现实中儿子的形象渐行渐远。

她以为自己期待的儿子形象，就是儿子实际的模样。然而那不过是按照自己的渴望，在心中为儿子的形象做整形后的结果。她看着自己整形出的儿子形象，感到幸福满足。而事实却是除了儿子幼年时期外，母亲从未关心过儿子的感受。

她相信自己是真正关心儿子、唯一认同儿子且富有同理心的母亲，并对此深信不疑。然而，事实上她却是一位无情的母亲，在儿子承受生不如死的痛苦时，不曾真正关心过儿子。

于是当儿子申请退学、整天待在家里时，她像是承受了完全无法理解、出乎意料的巨大冲击，瞬间一蹶不振。

关系中出现的伤害，通常起源于对界线缺乏认知。"那孩子就像他爸爸""那孩子就是小时候的我""那孩子和我完全不一样"，这些话只有把孩子当作自己的附属品、不能区分"我"和"他人"的人，才说得出口。这是看待孩子最偷懒的态度。用这种偷懒的视角看待他人，就像在大坝上钻出一个小孔，这个小孔最终将摧毁整座大坝。

让别人知道越界的唯一方法，就是直言相告

在职场生活或契约中的人际关系，也有可能维持界线吗？作为"乙方"，可以告诉上司自己的界线吗？对个人界线较敏感的人，能安全存活下来吗？在甲方说了算的韩国社会，人与人之间公平的界线划定，根本就是空谈或不切实际的理想吧？

即使是在每天都能看到"甲方"作威作福的韩国社会，乙方也能划定公正的界线。在甲方行径①横行的社会，更需要对界线有明确的概念。国界失去防守的国家永无宁日，而对界线没有明确概念的人，终将难以立足。

"界线"不是遥不可及的理想，而是具体、现实且实用的概念。在社会关系中可能以甲方、乙方区分你我，然而在心理层

---

① 指契约甲方或公司上级凭借自身地位对下属或底层施压、施暴的行为。

面上，所有人之间都是"甲方对甲方"。我们的关系，不是由彼此的社会关系决定的。只要认识到这点，我们就能将甲、乙方关系转变为甲方与甲方的关系。

面对独断专权的上司，只能忍耐或效忠？

不少职场人抱怨公司有许多对下属颐指气使的上司，有不听下属发言的上司，也有听了依然不当一回事的上司，甚至还有下属偶尔顶个嘴、立刻回击一连串脏话的上司，各种类型应有尽有。忍受这些上司，如今已成为社会生存的基本要素了。

这种独断专权、眼里只有自我而没有对方的人，正是摧毁他人自我的人。这些人具有致命的破坏力。

上班族 A 就是和这种上司共事。A 在上司面前总是乖乖听话，不敢吭一声，平时尽可能避免和上司碰面。然而时间一长，不仅他自己无法再忍耐下去，业务的推动也开始遭遇困难。A 决定换个方法。上司喜欢爬山，A 周末就陪着一起上山；上司冬天喜欢滑雪，A 就在空闲时陪着一起去滑雪场。虽然他对这些活动完全没有兴趣，但是 A 觉得只要投其所好，积极迎合上司，彼此的关系就会稍微改变。

他达到预期的目的了吗？很不幸，结果不如预期。他和上司的关系并未因此改变。是因为上司性格暴躁、不近人情吗？

从关系作用的层面来看，这并非全部的原因。A 的所作所为，也部分助长了这样的结果。

A 尝试了两种截然不同的办法，结果依然相同。这两种互相矛盾的应对办法，其实并非两种方法，而是同一种方法。它们同样可以用"没有我，只有你（上司）"的关系来概括，所以结果当然是一样的。

如果说之前 A 在上司面前一声不吭，尽量避免和上司碰面，用这种方式来抹除自我的存在，那么之后 A 便是把自己当作满足上司需求的工具，同样逐渐抹去了自我的存在。从过去到现在，A 在上司面前永远是缺乏存在感的角色。过去的 A 是为了避免触怒上司而存在，现在的 A 则是为了积极满足上司的需求而存在。

A 不过是在上司身边的一个随时做出反应的工具，并没有作为独立个体而存在。上司之所以认为不必将 A 视为独立的个体，其实也是因为 A 自愿配合扮演这样的角色。

自我保护的力量，是生存的必需品

破坏个人的界线、甘愿沦为他人工具的人，他们心中的希望和期待必将不断遭遇挫折。"我已经努力做到这样，对方至少懂得感谢吧？会看见我的付出吧？"抱持这种期待的 A，理所当然地得到了期待落空的结局。从未抗拒过被当成透明人的人，自然也会消失在对方的认知中。如果忍耐和效忠都不是解决之道，那么我们究竟该如何是好？

答案是采取和 A 相反的方式，尽可能地表现自己的存在感，让对方意识到"我"。双方必须发展成"有你（上司）也有我"的关系，才能找出解决的办法。唯有让"我"的存在感出现在上司的认知中，上司在双方关系中专权独断的态度才会受到牵制。当他意识到"我（下属）"的存在时，原本不对等的片面关系，将逐渐转变为对称、互相的关系。

如果我们已经用对方可以感知的方式凸显自己的存在感，对方还是没有反应，那该怎么办才好？如果不全面配合对方，对方立刻翻脸，不愿意维持任何关系，又该如何是好？

要是发现自己遇到了这种人，这段关系应该由我们主动结束。因为再维持下去，最终只会毁了自己。终结这段关系是为了拯救自己、守护自己。

也许有人会问："在社会上生存，终究避免不了各种人际交往，如果每次意见不合就终结关系，那还怎么生存下去？"其实正是为了生存下去，我们才必须终结这段关系。生存下去的力量，源自自我保护的力量。那些甘于自我虐待与自我贬低的人，伤害的永远是自己。

"每天都要见面，难道没有和上司和平相处的方法吗？"这个问题一开始就问错了。把上司看作常数，把自己当作变数，在这种不平等的认知框架下，我们永远找不到存活下去的方法。问题应该换成以自己为主，而不是以上司为主。因为这是我们自己的人生。

"如果想在这种情况下保护好自己，我该怎么做才好？"

"该怎么做才能保护我自己？"

了解上司的风格，也不一定是为了逢迎上司，那是为了保护自己。不仅是上司，在任何一段关系中，维系关系本身不是这段关系的目的，也不应该如此。在亲子关系中也一样（与病榻上父母的关系、与生病的子女的关系等，则不在此范围内）。

维系关系的前提，必须是在这段关系中有喜悦、有微笑，或者有学习、成长、反省的机会。这是关系的本质。在长期自我虐待或自我嫌弃的关系中，不可能有学习与成长的机会。如果在一段关系中，你只能不断自我虐待或自我嫌弃，就必须终结这段关系。在终结关系的那一刻，至少能创造一个让对方反省自己的机会。

- 就像国家之间的国界一样，人与人之间也存在着界线。

但是人与人之间的界线无法用肉眼看见，更难以坚守界线。

我们必须认识到界线的存在，才能保护自己，也避免侵犯到对方。

- "界线"不是遥不可及的理想，而是具体、

现实且实用的概念。在社会关系中可能以甲方、乙方区分你我，

然而在心理层面上，所有人之间都是"甲方对甲方"。

我们的关系，不是由彼此的社会关系决定的。

第五章

恰到好处的共情

共情的障碍1　何时温柔？ 何时坚定？

电影或电视剧中的精神科医师，大多充满智慧且拥有一双锐利的眼睛。这大概是将大众对精神科医师看诊能力的期待具体化后的形象。如果说精神治疗是看穿人心、精准分析人心后给予合适建议的行为，那么从事这种治疗的精神科医师的确是符合大众期待的角色。然而站在专业立场来看，治疗重点必须是为当事人解开心结，温柔善待当事人。若是如此，那么影视剧中精神科医师的形象就必须有所修正。

究竟具备何种特性的人，才能让人们内心的伤口痊愈得更快，并且不留下任何疤痕？是情感充沛、心思细腻的人，还是能精准分析问题的人？两者都不是。我们真正需要的，其实是"多情的战士"。这种人可以说是最合适的共情者。他们是在对方需要共情的瞬间，能够全心付出的多情者；而在面对阻碍共情的人或情况时，又能像战士一样挺身作战。唯有如此，才能成功达到共情。因此，他们才是最稳定、最真实的共情者。

通往共情的路上有许多障碍，有时是家人或外人的不谅解、漠视、责难，有时是高墙般难以撼动的社会结构问题，也有很多时候，受创伤的当事人本身就是阻碍。无论阻碍共情的障碍是什么，遭遇这些障碍时，必须毫不犹豫地挺身对抗。唯有跨越这些障碍，我们才能享受共情，赢得自由。

有必要随意批判自己吗？

有位痛失女儿的母亲，某日在市场买菜时，忽然感到一阵晕眩。她两个月前也曾经晕倒。孩子去世后，她回到暌违两年的职场，想转移注意力，稍微忘却痛苦，然而，上班第一天还未到中午，她就出现呼吸不畅、胸口闷痛的症状，被紧急送往医院。从急诊室出来后，她来到我这里。她说自己快要发疯了，身心都像是被丢到垃圾桶里。

她失声痛哭着说："我根本就是疯女人！疯女人！"

我告诉她："女儿雅琳走了，做妈妈的怎么可能不发疯呢？女儿不在了，还能每天过着正常的生活，那还算得上一位母亲吗？疯了又怎样，因为是妈妈才会疯掉的啊！"

雅琳妈妈陷入悲伤，无力振作，不断痛骂自己"疯女人，根本就是垃圾"。我严词反驳说："雅琳妈妈，如果您的朋友痛失爱子，身心备受煎熬，您会说她是垃圾吗？您会对她指指点点、说她疯了吗？对别人都不会说的话，为什么要随便拿来骂自己？您应该对自己道歉！"我稍微提高了嗓门。

她正试图将"疯女人"这样的坏标签，贴在"理所当然会发疯的心"上，而我所做的，是要理解她这种自我否定的态度，并持续共情她的痛苦，也要清除那些影响共情的障碍。我要向她传递这样的信息："谁是疯女人？过得心安理得才是疯了吧！您变成那样的状态是理所当然的，为什么还把自己骂得这么难听？因为痛苦得快死了，所以才喘不过气的啊！就算想放声大哭也可以呀！为什么要说那样不好呢？"她不能共情自己的伤痛，却站在审判者的立场上随意批判自己，我所对抗的正是她自身的共情障碍。

共情不是一边听着对方的故事，一边虚弱地点头认同。而那些带着满身伤痕、急切渴望他人共情的人，自己也可能在无意间沦为共情的障碍。自己变成了反对自己的势力后，又再度让自己陷入痛苦的深渊。这时共情者必须态度坚定，挺身激烈对抗。

瞒着孩子去道歉

我们来看一个生活中的案例，这是我家许久前发生的事。我有一个很晚才开口说话的儿子，学习速度也比较慢。因为缺乏社交能力，不知道怎么交朋友。他的一举一动都非常缓慢，就连吃饭的时候，也几乎是用筷子数饭粒那样进食，用餐时间当然越拉越长。在家那样吃还不打紧，外出用餐的时候就很尴尬了。

如果去的不是高级餐厅，而是人潮汹涌的炸酱面馆或自助餐厅，我们就得绷紧神经。只要全家人去到那些地方，我们夫妻总会背着孩子向老板道歉，告诉老板我们家孩子吃饭真的很慢，可能会超过一小时，如果影响了翻桌率，那些费用我们一定负责，所以希望老板不要催促孩子，也不要用眼神示意。一切安排妥当后，全家人才开始谈天说地，惬意地等到孩子全部吃完。

这是因为我们知道即使催促孩子尽快吃完，孩子也不会照办。就算孩子能稍微吃快一点，我也不认为有必要让懵懂无知的孩子那么紧张。孩子只是发育较为缓慢，他理应获得理解、尊重。但是餐厅老板可能因此遭受不必要的金钱损失，我们也无权要求他承担，所以我们夫妻俩才会选择那样的方法。

后来我朋友听闻此事，笑着说如果是自己，肯定会催促孩子尽快吃完："你不快点吃完，会影响到别人。"我们夫妻将孩子的立场当作常数，将餐厅老板当作变数；朋友则是将餐厅老板的立场当作常数，将孩子当作变数。我们夫妻对孩子展现"多情"，而以"战士"的身份面对餐厅老板（当然不是真的对抗，而是尝试帮餐厅老板解决问题）；反之，朋友优先考虑餐厅老板的立场，对餐厅老板展现"多情"，却要求孩子解决问题。

为了让双方都获得理解和尊重，也避免双方遭受不公平对待或不当要求，造成心理上的伤害，我们必须好好思考展现"多情"与化身为"战士"的分寸。若非如此，就可能演变成明明没有加害者，却所有人受伤害的情况。在应当展现多情的时刻化身为战士，在应该挺身奋战的时刻展现多情，这种偏差导致的结果，想必是所有人都不想见到的。

共情的障碍2　有些积极乐观可能更糟

能充分得到共情，又能全然付出共情的人，其实少之又少。我们身边有很多共情能力强的人，但是这些人是否也同时作为独立个体，能够得到他人充分的共情？我想，只有极少数的人能信心满满地给予肯定的回答。

所有人都期待得到他人的共情，也希望自己有共情能力，但是却不容易办到。最大的原因在于，共情的路上会遭遇诸多障碍。唯有跨越这些障碍，最终才能抵达共情。其中最具代表性的障碍，当属对情绪的误解。

很多人认为说出内心感受是幼稚的行为，将表露情绪视为不成熟的举动，必须加以克制。他们认为压抑情绪才是大人，才能成为成熟的人。他们相信情绪可以借由理智无限制地压抑。这是大众对于人心最普遍的错误认知，也是最危险的认知。这样的认知，会导致我们在日常生活中付出许多代价。

有位投身社会运动二十余年的女士，在与我长谈一番后，坦言过去那段岁月允许自己可以拥有的情绪，似乎只有热情和愤怒。对于把守护社会正义、群体价值看得比个人生命重要的她而言，不安、后悔等都是侵蚀自我的情绪，毫无用处。这种价值观奠定了她成为高度自制、能力出众的社会运动者的基础。

一直以来坚持这种信念的她，在生产后却变得茫然失措。她厌倦了和照顾两个孩子的婆婆继续幼稚地争吵，进而也对孩子感到不耐烦。尽管她试着放宽心接受这种生活，却无济于事。越是这样，她越觉得自己伪善。厌烦与自我嫌恶等情绪反复出现，无形中也导致孩子们的身心受到影响，她的罪恶感也越加深重。

常保正面情绪，究竟是好是坏？

在我们交谈的尾声，她开始察觉到一个事实：当热情与愤怒之外的情绪大量出现时，她也逐渐陷入到混乱之中。比起与婆婆、丈夫、孩子相处时发生的矛盾与冲突，伴随这些矛盾与冲突出现的"恶劣"情绪更令她束手无策。她不知道如何消化这些情绪。

其实有不少人正遭受类似烦恼的折磨，而它所带来的能量消耗超乎想象。这样的结果，源于人们将自己的社会角色与真实的自己画上等号。在人的一生中，社会角色和职业角色会随情况与条件改变，正如依照季节和场合换穿的衣服。所以无论是满腔热血的社会运动者，还是以家长或长子、长女的身份辛苦地活下去的人，那些符合我们角色的情绪不过是衣服，并非我们的本体。我们必须依照情况和条件时刻改变，也必须有能力随时改变。

尽管如此，我们依然隐隐认为正面情绪和负面情绪两相抵触。正面情绪要予以保留，负面情绪则应尽力摆脱或压抑。后悔、厌烦、无力、不安、恐惧等是必须消除的负面情绪，心情愉快、事事正向思考且不易受挫的态度是理当加以强化、凸显的正面情绪。一般认为，能随时将负面情绪转换为正面情绪的人才是心智成熟的人。

常保正面情绪，究竟是好是坏？正面情绪当然有好的一面，但是并非永远如此。有时它也可能是危险的。正面情绪有时是自我合理化与自我欺骗所营造出的假象，可能是缺乏自我反省的信号。

深刻反省自我，并且向自我探问本源性的问题时，我们将会感到不安与混乱。深刻的自我反省将为我们开拓多元的道路与愿景。经过这样的过程，心理基础将更加坚固。此时的不安与混乱，是健康的不安，是健康的混乱，也是迈向全面整合的必需过程。正面情绪并非永远是好的，而负面情绪也不完全是坏的，因状况而异。

所有的情绪都是对的

情绪不能用好坏、对错二分法来判断，它是最能真实呈现我们当下情感状态的量尺。持续变动的情绪才是实时反映我们内在状态的信号。

所有情绪的出现都有其原因，所以所有的情绪都是对的。感到不安时，不必告诉自己"我不可以这样"，而是要仔细审视自己和当下的情况："我现在感到不安，为什么会这样？"

因腹痛前往急诊室，医生在找出腹痛的原因前，一般不会开出止痛药。因为腹痛原因不同，治疗方法也完全不同。是盲肠炎造成的，还是胃穿孔造成的，又或者是其他原因？要找出腹痛的原因，必须仔细观察病患的病征与变化。所以医师即使看见病人肚子痛得在地上打滚，也不会立刻给药或打针来缓解疼痛。医师的首要任务是专注于疼痛的病征，迅速做出诊断。

感到不安时，如果立刻以镇静剂消除不安，对发出不安信号的根源视而不见，那么未来就只能继续依赖药物。我们必须循着不安的信号，仔细检视"自我"。跟随不安的情绪上溯，便能看见问题的根源，进而找出根本的解决方法。

在我分享适用心理学的几个案例时，一位母亲问我："静下心来想想我和儿子的关系，发现原来我还是一直想教导儿子，试图改变他。意识到这个问题以后，最近我好像变得比较退缩，总是提不起劲。我该怎么做才能重新恢复积极的活力呢？"

我笑着回答她："恢复积极的活力要做什么呢？继续教训孩子吗？（笑）看来得让您知道您是如何对孩子付出太多不必要的力气的，您才会打消这样的念头。请您继续退缩下去吧，别总想着要怎么找回活力。"

"幸好你们没有批评我的悲伤"

韩国纪录片《朋友们：隐藏的悲伤》记录了在"世越号"事件发生后，那些遇难学生的儿时玩伴、中学友人生活在悲伤之中的故事，其中有一幕是：失去好友的孩子，哭着对安慰自己、陪着自己一起哭泣的同龄朋友说："幸好你们没有批评我的悲伤。"

一位专业咨询师看完这部纪录片后，回想起过去有朋友对自己说过："你这么爱哭让我很不舒服，我不喜欢你这样。"他说纪录片中的那句话对自己也是最好的安慰。

"幸好你们没有批评我的悲伤。"

尽管是一句奇怪且令人难过的话，不过仔细思考，在我们的日常生活中也经常发生类似的情况。

想想那些失去朋友的孩子经常听到的话："别难过了。""现在应该好一点了吧！""又不是你的家人，何必那么动感情？"这些话听在他们耳朵里，就像是在否定他们的悲伤。在这种气氛下长大成人的我们，都活在否定悲伤的集体潜意识中。而在这种心理气氛下，个人的情绪需求与情绪匮乏若想得到满足，进而争取游刃有余的生命动力，就必须挺身反击。

一位咨询师说自己听到悲伤难过的故事时，总会不知不觉地落泪，他每次都要强忍泪水，结果错失对方叙述的脉络。换言之，他将悲伤视为无能的内在自我，强迫自己收起泪水，却因此错过对方极为重要的生命故事。

我告诉他，我听到悲伤难过的案例时，也经常热泪盈眶，但我的眼泪既没有让对方感到不舒服，也没有让对方因此停止分享自己的故事，对方反倒把我的眼泪看作共情他的痛苦的信号，因而更加敞开心扉，说出隐藏更深的故事。我的眼泪就像一个指标，代表我也加入了他那痛苦的心理战。

只要不否定悲伤的情绪，就能让倾诉悲伤与倾听悲伤的人，都获得治愈。倾听对方痛苦的故事，与对方一起流泪，总能让我有种心灵被净化的感觉。听着原本和我频率不同的人倾诉，彼此的频率逐渐趋向一致，杂音开始消失，对方的声音清清楚楚地传入我耳朵。不必要的精力消耗就此消失，我能感受到一切变得清明、澄净、平和。

从那时开始，对话会变得无比轻松。就像和对方站上同一块冲浪板，迎着相同的波浪起伏摇荡，感受彼此的呼吸一样。即使全身放松，我也绝对安全，坐在我面前倾诉的对方也同样安全，仿佛浓雾散开，远方的地平线清晰起来。我永远相信，共情是撼动人心最快速、最有智慧的力量。

共情的障碍3　对未被满足的爱的渴求

关爱渴望始于幼儿期，延续至死亡前最后一刻，是人类共同的渴望；认同渴望是幼儿期之后，自关爱渴望发展出的另一种变形。一个人对渴望的表达方式可能会日臻纯熟，满足自身渴望的对象也或许会改变，但是总量并不会减少。

关爱渴望必须终生持续、稳定地被满足，一个人才不至于萎靡。汽车性能再怎么好，如果没有汽油或电力等动力，就无法前进。同样地，人心也需要满足关爱渴望才能运作。缺乏关爱与认同，便无法活出完整的人生。

随着年龄增长，我们渴望关爱的对象从父母转向学校老师，从朋友或异性朋友转向伴侣或上司。年纪再大一点，则希望得到子女或晚辈的关爱。尽管渴望关爱的对象随着年龄和情况不断改变，但渴望本身始终如一。当缺乏关爱的情况频繁发生时，渴望将会更加迫切，更加强烈。

或许有人会说，有些长辈随着年龄的增长，更不容易受关爱渴望的影响，活得也更有尊严。就算有些人表面看起来是那样，也并非因为他们懂得克制自己的欲望，或者欲望有所降低，而是那些人本来就得到了充分的关爱，获得了他人完全的认同。

所以他们看起来像是摆脱了渴望，显得豁然大度。

最困难的人生课题——共情

世界上最困难的课题之一，便是如何守护"关爱"这个让我们继续活下去的稳定动力，并且避免让关爱的供给出现任何差错。

在一场针对专业咨询师举办的分享会上，一位工作已满二十年的专业咨询师忽然向众人坦承："一直以来听人们倾诉自己的故事，我都觉得是无病呻吟。其实我内心是非常讨厌这样的人的。"

她很清楚自己这番话可能会让她失去作为专业咨询师的资格，但仍勇敢说出心声。对于咨询师固有的理念，例如"人心永远是对的""全然接纳与共情个体本身，就是治疗的根源"，她说自己不但难以接受，甚至感到恐惧。

那天凌晨，我收到了她发来的长邮件。

我以前活下去的目标，就是长大后要去早市帮我那做生意的寡母。我想快点长大赚钱，心里想的都是"要让妈妈过上好日子"。但是在我成人之前，母亲就离我而去，这个打击令我痛彻心扉。我不曾享受过父亲和母亲的爱，这一辈子都没有使过性子，也从没有撒过娇。

我总是担心母亲过于操劳，所以告诉自己要当个听话的孩子。从很小的时候我就知道要自己照顾自己，先做完家务再写作业和学习，我一直是这么看着别人的脸色长大的。我以为那是支撑我活到现在的力量。就连和我不同的人，还有我的孩子们，我也强迫他们不要抱怨，要他们坚强地面对一切，认为那样的生活态度才是独立自主。我就是如此坚信，从不曾有一丝动摇。

我好像从没有好好说出自己的心情，只是看着周遭旁人的脸色，努力迎合他们的期待。所以我看到那些怨天尤人、满腹牢骚的人，或是一有问题就先生气的人，实在无法理解。我其实不喜欢动不动就说出自己心声或表露个人情绪的人，对那些人的第一感觉就是"烦躁""厌恶"。可笑的是，我一直相信自己才是成熟独立的，认为自己懂事比较早，很能打理自己的生活，认为自己很努力才活到现在，然而后来发现并不是这样。

在第二天的分享会上，我征得当事人的同意，以匿名方式读出这封邮件，想不到类似的回应接连出现。

"进行咨询的时候，对于那些明知道自己为什么会那样、却又不改掉有问题的行为、一直怨天尤人的人，我真的很难共情。"

"看到满腹牢骚的人，真想立刻变脸，叫他们不要再抱怨，想想自己该做什么。"

"我觉得最矛盾的是，人们明知道自己的问题得由自己解决，却又认为应该要去听听别人的意见。"

即使是以共情为职业的专家，在倾听、共情某人的内心或情绪上的缺憾时，也可能感到棘手。多数时候，专家只能为了工作而隐忍。这与一般人的想象颇有出入。共情看似简单，却也可能是世界上最困难的事。

关系越紧密、越难以共情的原因

不只是专家如此，越是深爱的人，无法给予共情的概率越高。关系越紧密，误会越深，失望越大，越容易对彼此造成伤害。这是因为他们对彼此的情绪需求与渴望更强烈。

我们可以对住在隔壁的邻居亲切、体贴，却很难用同样的态度对待自己的伴侣。原因在于我们对他人没有特别的期待或私欲，而面对自己的伴侣或家人，情况就不同了。我们期待对方满足自己的私欲和渴望，然而渴望越多，受到的挫折和感到的遗憾就越大。这正是我们无法宽容对待伴侣或家人的原因。

一般朋友要求请客时，我们可能愿意买单，但是如果有朋友欠钱迟迟不还，却仍要求我们请客时，我们就算有钱也不会掏出来。对我们有所亏欠的人，还想从我们身上拿走更多东西，试图操控我们，只会令我们更加心寒、更加愤怒。"我要的你不能给，却继续要求我付出！"这是人们面对与自己关系亲密的家人或伴侣时，经常会有的情绪。

彼此都认为对方亏欠自己，自然无法全身心地接纳彼此、共情对方。为什么曾经在这个世界上最相爱的家人或伴侣，会变成最痛恨彼此、伤害彼此的人，原因就在于此。

尽管如此，我们仍然不能放弃，因为只要这些需求和渴望没有得到满足，我们的人生就永远无法步入正轨。想要充实自我生命的动力，必须永远对彼此的关爱渴望保持耐心，不妄加评判，真心满足对方的渴望，也接受对方的给予。

共情的障碍4　深埋在心底的自卑

有个因为不会游泳而感到自卑的男子，有一次在参加大学社团活动时，一名女同学落水，除了他以外的学长、学弟全都跳入水里救人了。当时没有人责怪他什么，他却更加自责、自卑，对水的恐惧也越来越深，最后也没能学好游泳。

他有两个儿子，彼此相差一岁。他奉行让孩子自在玩耍、自由成长的教育方法，也没有送孩子上补习班或请家教，唯独坚持游泳一定要学，认为这样他们才能随时随地都挺起胸膛做人。孩子不写作业、考试考砸，这些他都能宽容以对，但是听到孩子翘掉游泳课，必定大发雷霆。

想要挺起胸膛做人，该学好的东西可不只有游泳。尽管如此，他仍不愿理性思考这件事。其实他不该强迫孩子上游泳课，真正需要学游泳的人是他自己。

在我们心里，也有许多类似"游泳事件"的情形。这里所说的"游泳"，犹如一块曾经让我们摔跤的石头，代表我们的自卑感。无论多么开朗、随和、心胸宽大的人，都可能因为某件事而暴怒，甚至在某件事上一意孤行，固执到旁人难以理解的程度。

我们不可能跳过对自身的反省而直接共情他人的内心。如果说共情他人是自行车的右踏板，那么反省自我就是一起转动的左踏板。只要一方停止转动，自行车就将立刻刹住而翻倒。从停止反省自我的那一刻起，对他人的共情也会停止。反之亦然。缺乏对自己的反省，将成为共情的障碍。

妈妈的第一封道歉信

　　儿子小学以前是个开朗好动的孩子，青春期过后开始变得沉默，和朋友们的关系也处得不好，一个人待在家的时间越来越长。上高中后，他决定学做料理，目标是考取中餐、韩餐厨师资格证，显得斗志满满。我和丈夫都尊重并鼓励儿子的选择。儿子有时会做饺子和糖醋肉给家人吃，把厨房里搞得到处都是面粉。他的手艺的确不错，我和丈夫非常满意，连连称赞他，儿子也很开心。不过他有个怎么也不肯放下的东西，那就是电脑游戏。堂弟来玩儿的时候，儿子经常为了电脑和他年幼的堂弟吵架。

　　在儿子上高二的某一天，我发现他和弟弟为了电脑吵得不可开交，气得失去理智，打了儿子一巴掌，冲着他大吼："你都不觉得丢人吗？"儿子跑回房间，锁上房门，似乎在哭。我虽然有点后悔打了他，但是并不想道歉。我只希望他平复情绪，赶快认真学习。

　　第二天，儿子塞给我一封信后，去了学校。那是一封用红笔写的信。在泪迹斑斑的信纸上，儿子告诉我，他想学习电玩更胜于做料理，还说对自己的决定绝不后悔。儿子真正想发展的方向是电玩，却不敢对我们开口。

我以为儿子只是想玩游戏，所以才整天把着电脑不放，从没想过那可能跟儿子的未来发展有关，只是一味地逼着他放下电脑。那封用红笔写的信，深深地刺痛了我的心。我和丈夫商量过后，决定让儿子做自己想做的事。几天后，我们告诉他："好吧！做你想做的事，只不过以后别后悔，也别说你过得不好！"我们表面同意了，其实心里根本没有同意。儿子后来选择了自己喜欢的计算机相关专业，目前正在读大学。

在学习如何聚焦感受并给予共情的过程中，儿子那封红彤彤的信如鲠在喉般烙印在我的心上。当时我没有真心对打儿子巴掌一事表示歉意，也没有真正对儿子的决定表示尊重，而是无可奈何地接受，甚至对他撂下"以后别后悔，也别说你过得不好"的狠话，这些如今似乎都成为一堵巨大的高墙，阻断了儿子和我之间的共情。

这是参加某次分享会的朋友发给我的故事。征得当事人的同意后，我在分享会上以匿名的方式将这个故事分享给其他参会者，并围绕这个主题展开了讨论。

我先发表自己的看法，说故事中的妈妈就算当时没有道歉，经过十年、二十年后才道歉，依然有重要意义，现在道歉也不晚。

如果母亲告诉孩子，她心中一直惦记着那件事，却没能好好道歉，长期活在愧疚之中，如今才向他坦白，这种说法会得到孩子正面的回应。如果孩子被母亲伤得太深，并因此造成母子关系的决裂，然而母亲却渐渐淡忘这件事，依然过得心安理得，那只会对孩子造成更大的伤害。得知母亲因为打了自己而长期难过、自责时，某种程度能带给孩子一定的安慰；而当母亲意识到孩子的创伤，并对此有所检讨时，也能让孩子感到安心。即使是迟来的道歉，道歉本身就足以降低对孩子一半以上的伤害，日后母子关系也必将出现质的变化。

对于她被迫同意孩子的决定，却又把丑话说在前头的态度，我也表达了自己的看法。"以后别后悔，也别说你过得不好"这种带有强迫性的警告，无异于阻断孩子的退路。有哪一条法律规定人的职业不能变更吗？没有。职业随时可以换，就算换个十次、二十次也未尝不可。

善变并不是一般人所认为的懒惰或者缺乏耐心的表现，它可能代表某人正不断烦恼与寻找自我的状态，也经常伴随着"为什么我没办法坚持同一件事"的困惑，人类总是如此，总是比任何人都要更严厉地批判自己。所以像"以后别后悔，也别说你过得不好"这样恐吓式的话语，等于阻断了孩子的退路，把孩子逼到绝境。

旧时代嫁女儿时，父母总是残忍地对女儿说"嫁出去的女儿泼出去的水"，将女儿的退路断得一干二净。即使遭到丈夫毒打，在婆家受尽虐待，女儿也只能默默忍受，因为父母说过"别动不动就跑回娘家"。

在没有退路的绝望人生中，要如何过得自由又有尊严？以父母的名义胁迫子女，那样的暴力时代已经结束了，也必须结束。

我告诉这位母亲，如果现在我女儿要结婚，我一定会告诉她："如果你觉得不开心，随时欢迎回来。爸爸妈妈永远在你身后保护你。"相信没有人会受父母这番话的影响，轻易地结束婚姻关系。相反，当女儿知道自己身后有无条件相信她、支持她的父母，日后她在面对各种困境时，更能理性地思考，做出合理的分析与判断。

人只有在感到安全的前提下，才能客观地看待自己身处的状况。只有我们全心全意地相信孩子，孩子在面对任何事情时，才更能认真思考自己的决定是否过于草率。有了安全感后，孩子才能更全面地认识自我。

一位中年女性长期与母亲不和。她 10 岁时很想学习弹琴，就缠着母亲买钢琴。母亲省吃俭用攒钱买来了钢琴，她兴奋地弹了三四个月，后来逐渐失去兴趣，最后连碰都不碰了。

从那之后，母亲便经常讽刺她说："就算是你主动说要做的事，最后也会不了了之。"每当她说要学习什么或做选择时，母亲必定搬出那番阴阳怪气的预言："就算是你想做的事情，也坚持不了多久的。"从那以后，她决定再也不向母亲说出自己的想法了。因为母亲那句"你想做的事情迟早都会放弃的"，已经如一句魔咒在她心中挥之不去。

就算是自己的选择，也可以反悔或改变数十次、数百次。每个人的想法不同，每种情况也不同，这是我们必须接受的事实。

即使没有旁人的催促，我们心里也会焦急地想着："这是我自己的决定，当然得由我负起全责。"这个道理不必劳烦他人特地告诉我们。真正关心一个人，可以帮助他摆脱这种强迫观念，避免他深陷其中。唯有如此，他才能冷静地检视自己，经过深思熟虑后做出判断，而这必然是最适合他的判断。

"你切断了孩子的退路！"那天我扮演了"战士"的角色，对那位母亲说出这句重话。我挺身对抗的，是阻碍她深入共情儿子的错误想法，是她伤害了儿子却又没能共情儿子的错误行为。当天结束对话后，她又发了一封邮件给我。

妈妈的第二封道歉信

"你切断了孩子的退路!""你囚禁了孩子!"听到医师的话，我忽然觉得无法呼吸。我后悔曾经那样粗暴地对待孩子，自责感不断涌上心头。

我看到其他人听着我的故事，流下了眼泪。听到那些人说也希望父母真心向自己道歉，我不知不觉红了眼眶。我感到深深的后悔和歉意，心想："原来他们心里是那样期盼着，我的孩子也跟他们一样吧!"那天之后，我时刻提醒自己要真心向孩子道歉。

但是换个角度想，我对孩子说的那句"做你想做的事，只不过以后别后悔，也别说你过得不好"似乎也是在对我自己说的。二十多岁时，我辞去家乡稳定的工作，独自一人去大城市打拼，做漂泊一族，生活上遇到很多艰难，工作也极不顺心。当时家人带着责备的口气问我："你还要继续这样活下去吗?"从前的同事也揶揄我："现在后悔了吧!"这些话像一把匕首刺进我心里。这种时候，我总会在心里暗自发誓："这就是我要的生活，我绝不后悔!"

没想到这句曾经安抚自己的誓言，竟会变成伤害孩子的暴力语言，这实在令人难过。我下定决心，一定要在中秋假期结束前道歉，找孩子好好谈一谈。

"有什么事吗?"孩子问我。我问孩子是否记得那封红笔写的信，孩子点了点头。我的眼泪瞬间涌了出来，用颤抖的声音说道: "我打了你一巴掌，还对你的决定大发脾气，说了很多狠话，这些事我一直都记着，只是没有勇气跟你道歉，就这样到了现在。我很抱歉，给你造成这么大的伤害。都是妈妈的错。以后妈妈一定相信你、尊重你的决定。对不起。"

听完我的这番话，孩子的声音也忽然颤抖了起来。虽然我还没有用尽全力道歉，只道歉一次或许也不够，但是说完之后，我感觉有些释怀了。不过，我更希望孩子能就此释怀。但是这样的期待或许又是另一种执念。

共情大概是解构自己、反省自己的过程吧。在这个过程中，那个不断让我感到不安、一再点醒我的情绪，刺激着我去解构自己、反省自己。

这位母亲像是被当头棒喝般，突然理解了何谓共情。她的反思深刻而沉重。我又补充了一句: "如果好奇儿子是否释怀，亲口问他就可以，不必去猜孩子的心思。"询问本身就是一种疗愈。试想，当儿子看见向自己道歉的母亲还继续关心着自己的反应，肯定会感到心里暖暖的吧？

真心询问自己，给自己充足的时间

信中还有一个地方深深地触动了我，那就是这位母亲自己的故事。她说自己曾经暗自发誓："这就是我要的生活，我绝不后悔！"换言之，她曾经亲手切断了自己的退路。她在诉说切断儿子退路的故事时，想起了自己年轻时的往事。"做你想做的事，只不过以后别后悔，也别说你过得不好"其实就是她年轻时用来说服自己的话。

那么她现在该如何是好？很简单，先停下来询问自己。年轻时可能没想到询问自己，不过现在既然回想起来，就必须将视线放在自己身上，好好询问自己。

"你要继续这样活下去吗？"

"你真的想继续那样下去吗？"

"真的吗？"

不管结论是什么，都无须在意，只要真心询问自己就好。不必急着回答，更不必花费力气去聆听答案。给自己充足的时间，让自己尽情在各个问题之间徘徊、停留。别为了回答问题而勉强自己，我们要做的是询问自己，并且先好好观察自己的心。

结论并不重要，重要的是第一次真正就某个问题反省自己，像一面镜子映照自己内心的每一处角落，如果发现有幽暗漆黑的地方，不妨打开灯细细摸索与窥看。标准的回答与决定不一定能保护自己，只有关注与共情自己的真实感受，最终才能守护自己。

从小生活在孤单之中、对活着感到痛苦的人，如果童年那段孤单的岁月没有得到充分的共情，未来当他们为人父母时，就很有可能强迫孩子"绝对不能孤单地活着"。那些被忽视的创伤，容易发展成对他人的说教和警告，像一把刀插在对方的心上。

"你那样活着太孤单了，不行！"

"人要活得自信大方才可以！"

"自己的选择就要负责到底！"

就算是金玉良言，这种单方面的说教和警告也帮不了任何人。许多时候至理名言反倒会给听者灌输某种强迫性的观念，甚至徒留伤害。

人们无法从至理名言中获得帮助。唯有在对抗自我矛盾、领悟矛盾本质的过程中，得到他人的理解与共情，从而练就出沉着与宽容、共情的能力，才能帮助自己，拯救自己。

这位母亲在诉说孩子的故事时，竟从中看见年少时的自己，这样的经验也使得分享会上其他深受感动的人开始回忆起过往的自己。她的坦承与深刻反省不仅拯救了自己，也成为治疗他人的线索。

妈妈的第三封道歉信

近来，在忙碌的生活中，只要有一点空闲，我总会仔细观察自己。不知不觉中，养成了随时提醒自己的习惯。我时常反问自己："你是谁？此时此刻的感觉如何？你是真心待人的吗？"顺着当下的情绪和感受反问自己。以前我都会问自己："今天有没有表现得很好？做了多少有价值的事情？"最近的反思和过去这些问题有很大不同。我对现在反问自己的问题感到相当神奇。

您说地位或权力、财产、角色随时都可以改变，您也说价值观或信念可以改变或妥协，您还说个人感受、个人情绪和个人心情都是对的，必须无条件给予关注和接受，这些话看似简单，其实很深奥呢！

过去我以为，在生活中实践自己的信念和价值观，才是我这一生最重要的原则，也这样走过了许多岁月。

我曾经以为，按照自己的信念和价值观做出判断，比在生命中感受自我、审视自我更为重要。那是我曾经的生活。当别人问我"你还过着那样的生活啊",我回答"这就是我要的生活,我绝不后悔",也是为了表达我的信念和坚持。虽然嘴上这么回答,但是在我心中的某一个角落,似乎还存在着另一种声音:"其实我已经身心俱疲了,有时还觉得害怕。"但我忍住没有说出口。

二十岁出头的我,独自一人背井离乡去了大城市,和我一起合租、一起上班的朋友,不到一个月便收拾行李回了家。

朋友收拾行李回家的那晚,我感到无比绝望与不安,直到深夜都无法入睡。好不容易睡着后,恍惚间有种奇怪的感觉,我睁开眼睛,发现一名陌生男子进到我的房间,正要掀开我的被子。我大吼:"你是谁?你这个变态!"然后猛然起身。那家伙吓了一跳,逃出门外。我用筷子卡住门把,死死锁住门后,对着窗外放声大喊:"有小偷啊!"我手里握着水果刀,站在房内瑟瑟发抖,泪水忽然决堤。为了克服恐惧,我大声唱出所有我会唱的歌。过了一会儿,那名男子再度走到门外,说:"小姐,你太吵了。"我大声叫道:"我现在手上有刀,你敢进来我就杀了你!"

当时我租住的那幢楼被称为"蜂窝",所有房间紧挨在一起。房间非常小,只能放下两张单人床。虽然我喊破了喉咙，但是没有任何人探出头来，也许大家都被艰苦的生活折磨得麻木了吧。我原以为用筷子紧紧卡住门了，后来仔细检查，才知道房门设计得十分简陋，只要从外面拉住门并用手指用力一敲，门把就会自动打开。原来那天是熟悉蜂窝房结构的某个男子，注意到朋友搬离后只剩我一人，于是趁着天黑闯入我的房间。

在那个没有座机和手机的年代，我只能在房间里等待白昼来临，就这样和时间展开死命的对抗。终于等到天亮，我赶紧跑到一楼房东的房间，说我要立刻搬家。但最后，我还是克服所有困难在那里生活了八年之久。

如今回想起来，许多因为痛苦、恐惧而想退缩的瞬间涌上心头。有时也想像朋友一样，就此一走了之，但是我一直对自己的心情装聋作哑，告诉自己不可以感到孤独。我也很痛苦，也想回家，但是那段时间我对自己实在太过严苛，现在我对自己感到非常抱歉。

人生在世，我有过开心的时刻，也曾经被幸福包围。也许相较于痛苦的经历，我的生命中更多的是喜悦。只是过去的我，似乎吝于感受自己、鼓励自己、共情自己。通过这次的事情，我看见了那个擅长忽略而不去努力清除共情障碍的自己。虽然对于人与人之间频率一致的共情和共鸣，我依然如雾里看花般难以掌握，不过我相信未来我会越做越好。我要让自己变成一位多情的战士。

读着这位母亲的第三封信，我流下了眼泪，为她年轻时的孤单而哭，也为那段在惊涛骇浪中勇往直前的岁月如此美丽而哭。尽管她曾经因为痛苦、恐惧而想退缩，也想像朋友一样一走了之，但是她最终坚持下来了。她开始发现她和过去的自己不一样了。她变得更加从容自信，也更加沉稳。她的疑惑从"今天有没有表现得很好、做了多少有价值的事情"逐渐转向"我是谁、此时此刻的感觉如何"，正是这样的转变，改变了她的气场。

我们很难共情他人的原因，存在于达到共情前的每一个转角，那里隐藏着不得不回顾的我们自身的问题。前往共情的道路，就是解决这个问题后再解决下一个问题的道路。那也是一条找回内心缺失的一角的道路。

共情的障碍 5　清楚看待自己，准确理解他人

"真正爱吃肉的人，一定不会放过肥肉。""懂得吃生鱼片的

人，绝对不会蘸辣椒酱吃。"生活中经常可以听见这类说法。究竟是谁定下了这套标准？为什么我们也不知不觉地迎合这套标准来改变自己的饮食习惯？我们喜欢或讨厌哪些食物，只有自己清楚，并不是根据外界的标准来决定。尽管如此，这些规定却像是习惯一样影响着我们。

在我面前有一个活生生的人，而我不去细细地感受他、询问他、观察他，只凭他"白手起家的老板"或"教育人士"这样的头衔，便把他放进这样的框架中，用这个标准来看待他、评价他。难道白手起家的经历或教育人士的职业，就能帮助我们理解这个人吗？还是那反而是阻碍？根据我的经验，十之八九是阻碍。

任何一个白手起家的老板，任何一位教育人士，都无法成为该团体的象征。根据经历或当事人所属的团体特性来判断或定义一个人，称为团体迷思（Groupthink）。借由团体迷思来判断的"他"，并非真正的他。"他"只是团体迷思塑造出来的理想形象。

我们可能从没看到过真正的"他"

团体迷思抹去了个体的心理变化，例如独特性或个别性等，就像所有人都穿上像面粉袋一样又宽又圆的单一尺码衣服，将身体包得密不透风，根本显现不出美丽的身材曲线。凭借团体迷思，当然无法深入了解真正的"他"。尽管如此，人们依然习惯用团体迷思来了解对方、看待对方。

逢年过节聚会，在社会上功成名就的人和收入优渥的人所提出的意见，常被认为比其他人的意见更有道理、更正确。这是因为团体迷思告诉我们，所有成功人士都拥有超出常人的特殊能力——尽管我们知道成功人士或富豪独特的判断能力并不适用于世上的一切。

"成功人士都勤奋不懈、头脑聪明、逻辑缜密。"社会对成功人士的这些猜想，正是团体迷思。社会上还有很多这类团体迷思，例如："女生都……""长子都……""明星都……""学生都……"这是一种心理暴力，就像无视大自然的美丽曲线，将其无情推平的挖土机。

心里已经对某人有所判断、评价，自然就容易疏于了解对方具备何种个别性，甚至认为不需要仔细观察对方。一旦受到团体迷思的制约，便很难再深入了解他人。

在某个假日的上午，一位公寓警卫巡逻时，忽然听见重物"砰"地掉落的声音。他带着不祥的预感赶往现场，发现一名男子已经倒在花圃里。他又急忙爬上楼，按响那户人家的门铃，男子的妻子打开房门。警卫紧张地问道："你家先生呢?"

妻子回答："他在房间里啊……"

丈夫倒在花圃里，全身流血，而妻子还以为丈夫正在房间里。

人们经常对自己的掌控力充满自信，说"那个人被我死死抓在手里""我只要一句话就能让他完蛋"，但是这种能完全掌控他人的人实际上并不存在。即使是 7 岁的孩子，也有独立思考的能力。我们以为自己了如指掌的伴侣，是真的"他"吗？如果我们所知道的他，和真正的"他"差异甚大，那么原因何在？

面对彼此时，如果双方并未敞开心房或分享内心感受，那么即使两人是伴侣或至亲的关系，也可能互不相干。

共情的另一层含义，是真心相待和沟通。所谓共情，是深刻洞悉个体的个别性，是完全理解对方的心情和感受，见到真正的"他"，对"他"付出自己的真心。与此同时，也真实说出自己的心情和感受，与他一起分享、交流。如果没有深入了解彼此的个别性，那么即使是生活在一起的夫妇，也只是忠实扮演自身角色的关系，而并无情感的连接。

所谓"忠实扮演自身角色的关系"，其实更接近团体成员或职场同事，而非夫妻关系。即使双方是因为相爱而结为夫妻，如果省略了认识彼此个别性的过程，那么双方也只会停留在尽夫妻义务的阶段。

忠实扮演着自身的角色，过着困于团体迷思的生活。所谓"家庭主妇、妻子、母亲、儿媳妇"，应该要如何如何；所谓"一家之主、丈夫、父亲、女婿"，应该要如何如何。在这种机器人般的人生中，自然无法知道对方是谁，自己又是什么样的人。那是看不见自我心理变化的人生；那是和所爱之人生活在一起，却一次也没有过问对方真心的人生；那是一辈子和对方生活在一起，却永远不知道对方是谁的人生。

别让"大我"盖住了"小我"

我曾经问过一位运动员出身的政治人物："您最近心情怎么样？"他沉思片刻，坦率地回答了我的问题。他说从大学开始，就从不关注"小我"。所以当我问他个人心情、个人感受时，他觉得非常奇怪。活了大半辈子，他并不知道自己是谁。也许他一辈子也没见过真正的自己吧。就像住在同一个屋檐下的丈夫坠楼，却以为他在房间里的那位妻子一样，这位政治人物只关心"大我"，却不知道"小我"在哪里。

社会上有很多这样的人：开口闭口"全职妈妈几乎都……"、用全职妈妈这种群体的特性来包装自己的家庭主妇；用"我来自杂牌大学，所以……"当借口、在事业上不求上进的年轻人；用"理科生本来就那样"来掩盖自己的木讷、以学科特征代替自己性格的大学生……

出战世界杯的韩国足球队选手，在赛后被问到"今天表现如何"时，回答几乎都是以"我们选手……"开头，观众很难听见选手个人对比赛的感受。当"我们选手"一词出现，接下来必定是千篇一律的回答："为了响应球迷的期待和声援，努力应战……"所以尽管每场比赛都不同，说法却大同小异。这是因为个别情况和个人真实的感受，被"大我"的思维掩盖了。这正是我们社会的陋习。

在那样的回应中，看不见个体的身影；因为看不见，个体的真实面貌便无法呈现出来。用那种方式说话，即使话说得再多，心里也觉得不踏实，总有种意犹未尽的感觉。这是由于"小我"的声音被掩盖了。好比隔靴搔痒，再怎么用力挠抓也消除不了瘙痒的感觉。

唯有说出个人心情和感受，将真实的自己视为个别主体来看待，才是一段健全关系的开始，那才是真正的共情。人类好比一座圆锥体的水晶雕刻，每一面都有切割成各种角度的立体图样，其色彩与氛围会随着光线照射角度的变化而不同。用"大我"价值的利刃削平"小我"，是对自我的封闭和压抑。

尽管没有人反对，我们在日常生活中依然难以建立共情的关系。这是因为通往共情的道路充满障碍，而最常见的障碍就是团体迷思。若能敏锐看出自身的障碍，我们就能顺利跨越它。一旦跨过这道障碍，共情就不再是徒具幻象的海市蜃楼，而是在每个转角处涌出的解渴之泉。

共情的障碍6　准备好听真相了吗？

初次见到某人时，我们会迅速伸出探查对方的触手。无论是认识异性的联谊会还是拜访客户的场合，我们都会用尽各种办法观察、了解对方。有时也会看对方如何回应我们的问题，借此看穿对方、为对方打分，"这个人看起来真单纯""这个人太自我了""这个人应该有大男子主义"，等等。

我们利用自己所知的方法来发现对方的真面目，例如喜欢的电影类型、宗教、血型、星座、对动物的态度、政治倾向、迈尔斯－布里格斯人格类型测验①等。在完成对这个人的描绘、

---

① 指用以衡量和描述人们在获取信息、做出决策及生活取向等方面偏好的迫选型、自陈式人格测验，包括由4个维度、8个端点组合成的16种人格类型。

——编者注

给这个人贴上标签之前，我们不会停止探索。

评价的标准因人而异。我们都有一套基于个人特质、兴趣、人生经历的运算法则，其中可能存在偏见，不过即便是偏见，每个人心中都必须有一把尺，才能避免在人际往来中承受巨大压力。因为只有在认可对方之后，人们才能放下紧绷的神经。我们之所以愿意开车出门，是因为相信经过路况复杂的路口时，只要遵守交通规则，就能安全通过。如果没有信号灯，必须由驾驶员眼观六路、耳听八方，就会给人带来巨大的疲劳感。

同样地，生命中尽管充满变数，也必须有最低限度的常数，其中一个常数自然是内在评价他人的标准。在建立内在的评价标准时，各种心理类型理论的确发挥了重要的作用。把这些理论套用到认识的人身上，似乎还算准确。心理类型理论能提高我们对一个人的理解与预测能力，减轻我们的不安，不过也有很多的副作用。

近来，越来越多的人相信，用四分法、六分法、九分法或十六分法，能将全人类分门别类，而对于被归类在相同类型中的人，则全用同一套分析来解读，仿佛他们自出生便带有类似的基因。"所有人都是独一无二的个体"，这个命题放在各种类型理论的框架前，显得薄弱且毫无意义。

从这点来看，心理类型理论也算是共情的障碍。以某种特定类型看待他人的概括性视角，无助于真正了解对方是什么样的个体。

让人紧张的第一夫人

有位家庭主妇从来没有进入社会工作过，她说自己为家庭付出了所有青春，话中颇有自我贬低的意思。我告诉她："您这样说有点歧视的意味呢。如果是和您情况相反，有着人人羡慕的工作、在社会上光鲜亮丽的女性，您是否会打心眼里崇拜她？"如果只看一个人的外在条件，而疏于关注个体的个别性，不仅可能无意间成为他人眼中的加害者，还可能成为伤害自己的人。

那些从名牌大学毕业、在考试中取得优异成绩的人，也有很多愚昧、无知、行为不合常理的。

可是我们一听说某人从顶尖大学毕业，拥有高薪，就自然生出崇拜之心，觉得他们是和自己不一样的人。其实事实并非如此。

学历、地位、证书、资产规模等，这些外在条件和环境所塑造出来的形象，通常只是人的一部分。人类是由比它更大、更复杂的诸多要素构成的，无法仅凭几项条件就预测、推断出整个面貌。好比看着一双戴着手套的手，无法知道那双手的纹理。

在文在寅总统夫妇的海外巡访行程中，负责第一夫人头发造型的美容师接受采访，说自己为第一夫人做造型的那三天非常紧张。我能理解美容师的心情，却也感到讶异。她为什么那么紧张呢？

第一夫人金正淑平时为人亲和，在总统大选前，她不过是住在小型社区的邻家妇女。进入青瓦台之后，人们眼中的她和过去并没有不同。她和普通人一样，会在厨房烧菜，外出购物，悉心照料丈夫，也会在独处时读书。虽然许多人都知道这一点，但是忽然站到第一夫人面前，人们还是会不自觉地紧张。

这种内外不一的表现正是因为屈服于第一夫人的光环。一般人尽管知道作为独立个体的金正淑是什么样的人，然而当她被笼罩上第一夫人的光环后，人们就会被这个光环慑服。

一个人在家看电视的明星

巨星级艺人之所以大都过着孤单的生活，正是因为很少有人把他们当作纯粹的个体来看待。于是许多明星自己也越来越难看清自我，进而在这个过程中丧失了自我。

尽管他们内心有着强烈的空虚感和混乱，但是即使告诉别人，也得不到他人的共情。因为人们更看重的，是他们所拥有和取得的外在成就。"就算内心感到混乱,我也想在那样的豪宅里迷失一次。""再怎么空虚寂寞,也比我们普通人的生活丰富多了。"艺人所取得的成就被赋予了超过实际的价值,于是人们将艺人理想化、偶像化,致使巨星级艺人真正的自我被泯灭。

一位顶尖韩国女星有着超高人气和巨额财富。她的母亲托女儿的福,生活变得比以前富裕,却无法再像从前一样对女儿唠叨,而是得看女儿的脸色过活。哥哥也得到妹妹的援助出国留学,但兄妹关系不再像以前那样亲密无间了。成为明星之后的她,不仅在外是艺人,在自己家里也是艺人。在家人间的这种微妙变化中,她变成了既不是女儿、也不是妹妹的陌生人。

她说一个人在家看电视,偶然看见自己出现在电视剧中时,总有种奇妙的感觉。没有刷牙洗脸、穿着皱巴巴运动服的她,看着电视上风情万种的另一个自己,产生了超现实感。有时她甚至会想,电视中的自己和坐着看电视的自己,究竟哪个才是真正的自己。在他人眼中是艺人的她,逐渐在家人眼中也变成艺人,最后甚至也变成了自己眼中的艺人。

将某人理想化,代表将对方推向全能的高位,同时将自己贬低成微不足道的角色。无论是被推崇者还是推崇者,都被剥夺了"自我",让"自我"遭受了致命的伤害。

- 所有人都期待得到他人的共情，也希望自己有共情能力，但是却不容易办到。最大的原因在于，共情的路上会遭遇诸多障碍。

唯有跨越这些障碍，最终才能抵达共情。

其中最具代表性的障碍，当属对情绪的误解。

- 忠实扮演着自身的角色，过着困于团体迷思的生活。

所谓"家庭主妇、妻子、母亲、儿媳妇"，应该要如何如何；

所谓"一家之主、丈夫、父亲、女婿"，应该要如何如何。

在这种机器人般的人生中，自然无法知道对方是谁，

自己又是什么样的人。

第六章

如何成为有力量、被需要的人？

真心好奇，疑问自然出现

这是共情工作坊中一位四十多岁女士的来信。

　　我不知道他到底在想什么，心里非常郁闷。究竟还要怎么和他共情？我已经心力交瘁了。这个人正是我儿子。高三的儿子说暑假要在家自学，所以没有参加学校的暑期辅导。开学后儿子去了学校，发现自己喜爱的昆虫死了，非常伤心，甚至用"杀人凶手"来咒骂帮忙照顾昆虫的朋友，追究朋友的责任。看到他为一只虫子的死过度反应，同班同学都笑他太敏感了。

　　因为没有人共情他，我儿子和所有朋友交恶，告诉我他想要休学。我和儿子一起为昆虫的死难过，一起批判同班同学的无情，试着安慰儿子的心。然而过了一两个星期，儿子的悲伤丝毫没有减少，反倒越来越严重。

在我看来，可能是大学考试的压力和没有人可以谈心的学校环境，让儿子变得越来越紧绷。儿子觉得自己没有知心好友，似乎对找出自己为什么会那样的原因都感到害怕。

虽然我想告诉儿子"你本来考试的时候就比较敏感，平常和朋友的相处也有些问题，所以才会变成这样"，但是我说不出口，当然也没敢对儿子说："放了暑假就不管自己喜爱的昆虫，把它丢给朋友照顾，某种程度上你也要对这个后果负责任吧？"

我没有儿子那么伤心，过了三个星期后，我心里开始着急起来。我冷静地告诉儿子："其他人养的昆虫死了，也没有像你那么伤心啊。"结果不但失去了儿子的信赖，还被当作罔顾生命的妈妈。虽然很委屈，但我还是重新整理情绪，和儿子一起为昆虫的死哀悼。过了一个月后，儿子情绪逐渐稳定，就这样平安毕业了。

儿子的心情虽然平复了，但是我当时似乎没有好好共情儿子的心情。不管我怎么询问儿子伤心的原因，儿子的回答都只是"生命消失了能不难过吗"，那我还能再问什么呢？我至今还是不知道该怎么做，儿子才愿意对我说真心话。

儿子心情好的时候，会告诉我对考试的恐惧、被朋友们排挤的感觉，和我分享心事。但是当他处在某种不明所以的愤怒和悲伤中、反复说着相同的话时，我真的不知道该怎么共情他才好。关于这件事，之后我是否该深入追问下去？如果真要问的话，我又该怎么问才好？

在这封信中，处处流露着一位母亲对孩子的苦心，这样的母亲现在已非常罕见。她没有强迫孩子，没有批判孩子的行为毫无意义，而是耐心等候孩子平复心情，是相当特别的母亲。读着母亲字里行间的真心，几乎令人落泪。我能明显感受到那几个月的事情依然烙印在她的心上，深深困扰着她。不过我想告诉她的是，共情并不是对无法理解的事无条件地点头认同。

你的问题是否早有答案？

那么，面对心思如此敏锐细腻的孩子，该用什么方式才能和他沟通、给予他共情呢？在共情孩子之前，母亲的内心是否已经清空？为了共情某人而消灭自己的声音，这并非共情，而是情绪绑架。对共情的误解，只会让自己筋疲力尽。

共情不是建立在某个人的牺牲上，而是在"你有你的情绪，我也有我的情绪"的前提下展开的情感交流，是寻找双方都感到轻松自在的黄金交叉点的过程。没有任何人牺牲的共情，才是真正的共情。

这封信的第一段话写道："究竟还要怎么和他共情？我已经心力交瘁了。"这位母亲觉得自己已经尽一切努力去安慰孩子，却怎么也掌握不了孩子的心，全然无法理解孩子现在的状态和情况。这种情况使她宛如身处浓雾之中，眼前一片茫然。

不了解情况时，不必似懂非懂地点头认同，而是要继续追问。逼迫自己接纳、共情无法理解的事，只是强迫自己假装共情，而非真正的共情。那只会消耗大量的精力，坚持不了多久。

但是这位母亲没有继续询问孩子，这是有原因的。根据她的判断，"可能是大学考试的压力和没有人可以谈心的学校环境，让儿子变得越来越紧绷。儿子觉得自己没有知心好友，似乎对找出自己为什么会那样的原因都感到害怕"。

母亲已经事先将孩子那样无理取闹的行为，归咎于大学考试的压力和没有几个知心好友的校园生活。她之所以没有继续询问孩子，或许就是觉得没有询问的必要吧。换言之，母亲已经对孩子的状态做出自己的判断了。

一般来说，如果学过共情的问话方式，就能向对方提出合适的问题，然而实际上并非如此。这也是为什么从观念、理论上习得的共情，无法应用于日常生活中。人们无法提出合适的问题，并不是因为没有能力提问，而是必须真正感到疑惑，问题才会自然而然出现。想要感到疑惑，就必须留一些思考的时间，接受自己所做的分析和判断并非全部的事实。

每个人都有自己的判断和想法，但是这与对方的情绪和判断互不相干。必须认同对方也有自己的想法和情绪，这样才会对他的心情感到疑惑，进而提出疑问。没有疑惑，就无法发问。

关系是自己与对方的双人游戏，单凭一己之力无法掌握全局。心中已有答案的母亲提出的问题，并非因为感到疑惑，而是试图暗中将自己的结论传达给对方的提问，也就是"问句型的建议或教导"。

她确实为儿子付出许多，堪称一位特别的母亲。然而她所付出的辛劳，无法帮助她理解孩子的内心与状况，进而达到双方产生共鸣的境界。她一方面隐藏自己分析出的结论，一方面又若无其事地和儿子斡旋、对话，必定消耗了大量的精力，结果自然是"心力交瘁"。

像打听儿子女友那样发问

只要清楚自己的结论并非全部，自然会感到好奇，并且会冒出许多想问的问题。

"那只昆虫从哪里抓来的？"

"你会这么难过，看来它对你是很特别的，对吧？"

试着询问儿子那只昆虫对他有何意义，是在什么机缘下发现它的。如此一来，便能通过昆虫的话题自然而然地联系到儿子自身的状态、心情等话题。

"你帮它取名了吗？（如果有）它叫什么名字？"

"它长什么样子？像什么东西？你最喜欢它什么？"

因为是儿子最喜爱的昆虫，母亲自然会感到疑惑。这些问题就像儿子交了女友时，母亲一定会问的问题。其实母亲会询问儿子女友的事，大多不是对女友本身感到好奇，而是对儿子的想法感到好奇。母亲想知道儿子的兴趣或喜好，也想知道他未来有什么规划。两件事是一样的道理。

关心儿子曾经那样珍惜的昆虫，向儿子打听具体的信息，儿子自然会说出对昆虫如此重视的原因。母亲在倾听的过程中，即使无法百分之百理解孩子悲伤的情绪，也可以借此多共情孩子一些。

"原来它在你心中是那么珍贵啊。原来如此。你都已经失去那么宝贝的昆虫了，班上同学还说你太敏感呀。同学什么都不知道，还随便乱说话。那时候你的心情怎么样?"不妨像这样询问儿子。

"那时候你的心情怎么样?"母亲这句话犹如一支消毒过的针，可以将儿子内心充满的悲伤和愤怒从脓包中释放出来，让儿子原本一再压抑的内心获得解放。这样一来，母亲便可以自然而然地将自己的关心传达给儿子。

母亲只要将自己所理解的儿子的心情，像一面镜子一样投射给儿子即可。"那只昆虫不只是一只昆虫，还是我儿子最好的朋友呀。那不只是一只昆虫死掉的问题，而是你失去了一个好朋友呀。"这时再询问儿子："把它交给朋友照顾，你觉得后悔吗? 还是很自责?"儿子自然会接着说出其他的事情。

共情建立在"我有我的想法和情绪，对方也有对方的想法和情绪"的前提下。在对方说出埋藏内心深处的秘密前，自己永远无法知道他的想法和情绪，这个原则不仅是关系的起点，也是共情的基础。

感受不到与对方相同的情绪也无妨

这位母亲的信中，有这样一段内容。

"过了三个星期后，我冷静地告诉儿子：'其他人养的昆虫死了，也没有像你那么伤心啊。'结果不但失去了儿子的信赖，还被当作罔顾生命的妈妈。"

能感受到与对方相同的情绪就是共情吗？难道善于共情的人，就必须达到和对方一起感受相同情绪的状态吗？不是的。共情不是进入感受相同情绪的状态，而是愿意接纳、理解对方也可能有那样的情绪或感受的状态。进入这个状态后，自然能贴紧对方的情绪波动，了解并认同对方的感受。有时可以感受到与对方相同的情绪，有时感受不到，这都无妨。

不是能感受到相同情绪才算是共情。只需要对孩子说："妈妈没有这样的经历，但是我知道你现在难过得像是失去了朋友。"母亲和儿子是不同的个体，彼此感受到的情绪当然也不同。母亲只要不觉得儿子的情绪奇怪，将自己认同儿子感受的态度表现出来就可以了。这就是共情。

即使感受不同，也愿意理解与接纳对方

B 和"世越号"遇难者 A 从三岁起就是住在同一栋公寓的邻居，从小就在一起玩。尽管"世越号"事故已经过去了好几年，B 仍然哭着说他想念 A。

> B："要是没有那一次的意外，我还能对 A 说'我们明天约个地方见面吧'，现在只能这样说，'来我梦里吧，能在梦里见面也好'。太难过了。我真的好想念 A。"
>
> 我："是啊，你有多想念他呢？"
>
> B："如果现在死了就可以看到 A，那我一定会立刻去死！A 对我很重要！"
>
> 我："啊……原来你这么想念他，想念到这种程度啊！"

请看看我最后的反应。我那时没有对 B 说："因为是很重要的朋友，你当然会那么想。"那样说就像是我觉得他会有那样的心情一点都不奇怪一样。

其实我没办法想象 B 会悲伤、难过到那种程度。所以我的反应是"啊……原来你这么想念他，想念到这种程度啊"。我想说的是："我没办法想象你有多么难过、多么想念 A，我现在才

了解原来你的难过、思念到了那种程度。"

"如果那时我感受不到和孩子一样的情绪，那还是共情吗?"是的，那是共情。告诉孩子"我都不知道原来你是那样的情绪"，无条件接纳孩子的情绪，并且在这个前提下，理解与认同孩子，就是共情。

所有人都是独立的个体，都是彼此不同的独一无二的个体。即使处在相同的情况下，也很难有相同的情绪。所谓共情，就是不轻易否定对方的情绪，不轻易定义或批评对方的行为是不恰当、不合理的行为。共情是带着好奇心关注对方，不断探问对方，试图理解对方，直到明白对方的内心。这正是共情时应有的态度，或者说这样的态度本身即共情。这样的态度能让对方感到安定并产生信任，进而敞开自己的心。

不强求，无期待

我和那位为了儿子的昆虫伤透脑筋的母亲长谈后，一周之后收到了她的第二封信。信里写满了一周以来和孩子对话的内容、过去身为母亲没能更深刻共情孩子的歉意，以及后来和孩子说过的话。其中也有孩子哭着道谢的场景，以及孩子和她分享大学生活烦恼的内容。但比起那些内容，我更有共鸣的是她描述自己的这段话。

> 常有人说我儿子很特别。儿子心思非常敏锐，很难得到其他人的共情。我很担心他无法和别人好好相处，更担心他之后交不到朋友，所以经常下意识地建议儿子"稍微配合别人一下"。儿子和朋友发生冲突的时候，我似乎也曾逼着儿子去迎合别人，说那样才能让他的人际关系变好。
>
> 其实孩子的性格和我非常相像。或许我就是因为这样的性格，到现在都过得那么孤单，所以我经常站在别人的立场来看孩子，而不是站在孩子的立场。我把自己的想法一五一十地告诉了孩子："无论原因是什么，我没能站在你的立场，我很抱歉。"孩子哭着跟我道谢，说现在没事了。

当我们开始关注某人的内心，倾听某人的心声，我们内在的各种真实想法也必然随之浮现。这既是倾听他人内心的共情者必须面对的痛苦，也是共情者获得的祝福。痛苦是因为必须经历难受与混乱的过程；祝福是因为这也是了解与治愈自我内在的机会。这位母亲为了认识儿子而陷入深思，最后遇见了自己。

比共情他人更困难的是"共情自己"

她说因为自己的个性，过去活得非常孤单，所以才会逼着跟自己相像的儿子改变。对于这样的想法，我只同意一半。她之所以活得孤单，不是因为性格敏感，而是这个敏感的性格被定义为错误、负面的性格，致使她得不到他人的共情，最后自我退缩。如果不是那样，即使她性格敏感，现在也能活得好好的。

她的这个想法进而演变成对与自己性格相像的儿子的担忧。孩子所经历的冲突或困境，大多被她解释为性格造成的结果。这正是为什么富有同理心的她在与儿子对话时，总像在浓雾中迷失方向一样，无法展开真正的交流，因而深感郁闷。

原本关于孩子的故事转向了母亲自身的故事，而对母亲性格的思考又再度转到孩子的性格。为了共情孩子而开始苦恼的母亲，勾起自己得不到共情的往日记忆。

在倾听他人内心的过程中发现自己，是值得庆幸的事。与对方分享自己往事的同时，我们也可以获得共情。

自己的问题没有解决，就无法真正理解儿子，而只会将自己的经历不断投射到儿子身上，让自己越发不安。

当"共情对方"和"自己渴望得到共情"的需求同时发生

时，自己得到共情必然优先于一切。我们必须先得到共情，才能避免以扭曲的心态共情对方。

比起共情他人，更困难的是共情自己。共情自己的行为无法伪装。因为就算骗得了别人，也骗不了自己。

任何人在共情他人的过程中，自己内在的问题都会因为受到刺激而浮现，而一旦产生混淆，就容易陷入到混乱之中。不过此时的混乱是值得欣喜的，那是通往自我疗愈与内在成熟的必要仪式。无论是哪种混乱都令人痛苦，因为消耗的精力都极为巨大，然而混乱依然如美丽的花朵般值得欣赏。面对这样的混乱，我们必须全神贯注才行。

带着无所求、无所期待的心

分享会结束后，这位母亲与儿子聊了许多。

儿子："我不知道为什么活着这么无聊。"

母亲："最近感到很无聊吗？所以你才总是无精打采的。"（原原本本接纳儿子的心情。不评判，不剖析，不给建议，也不下指导棋。像一面镜子一样照出儿子最真实的心情。真棒。）

母亲："最近过得怎么样？"（具体询问儿子的生活。）

儿子："今天也是那样。每天都是那样。"

母亲："嗯，好像真的很无聊。"（依然没有催促儿子，而是配合着儿子的情绪，与之一起波动。没有试图将他拉出情绪，而是陪着他一起。非常好。）

母亲："今天都做什么了？"

儿子："就是和朋友一起玩游戏。"

母亲："游戏好玩吗？"

她说那天就这样和儿子闲话家常。可以肯定的是，两个人的相处非常融洽。

我们不必为了强求共情，而担心该问什么问题才好。好的问题并不存在。关心孩子的回答，好奇他的想法，这种态度更胜于任何一个好问题，这种态度更能疗愈人心。

对孩子而言，看见母亲对他无所求、无所期待，只是真心地关注着他的感受，就能感到无比的安全与自在。母亲的这种态度给了儿子力量，让他能继续说出自己想说的话。这正是人与人之间所能达到的最好的共情，这个原理适用于孩子、伴侣，也适用于社会关系中的所有人。

用尽全身的力量向受伤害的孩子道歉

共情工作坊中的一位母亲 S，写信问我她该如何是好。

188

女儿目前读高中三年级，被诊断出有边缘性智力障碍。她高中三年的生活导师都是同一位老师。不久前，我和女儿一起参加了学校组织的两天一夜的毕业旅行。在这两天里，老师对学生A特别关注，不但满口称赞，还非常细心地照顾她，对其他学生则不闻不问。

　　毕业旅行的那两天，我想起女儿曾经说过的话。

　　"老师的眼里只有A，太不公平了。"

　　我当时没当一回事，反倒偏袒老师那方，但是在毕业旅行中亲眼看到后，不禁满腔怒火。我去打听过是否A有什么需要特别照顾的原因，似乎根本没有。这段时间老师的差别对待加上母亲不当回事的态度，对女儿来说一定是心如刀割吧。

　　不久前，女儿因为迟到和未写日记，被罚不得参加朝思暮想的体验学习。其他同学都去了，只有她留在普通班上课。那天回家，女儿晚上睡到一半，忽然"啊"地大喊一声，似乎做了噩梦。从那以后，她说话就变得结结巴巴。我到她曾经接受社会化训练的小儿精神科开了安定神经的药，让她吃了两个半月。

　　想到那段时间女儿失魂落魄，我就难过得直发抖。我是不是忽略了孩子说的话和情绪？是不是舍不得她哭，所以只急着安慰她？我觉得很抱歉。现在我已经知道孩子因为老师那样的差别对待而受到了伤害，作为母亲我该怎么做才好？根据我所学到的，真实表现出我的感受就行吗？

该采取什么措施，才能让过去受到伤害的孩子好过一点呢？母亲的自责和愤怒该如何排解才好呢？母亲又该如何面对老师呢？参加工作坊的成员们众说纷纭。

1. 既然了解清楚事实了，就应该去找老师兴师问罪，问老师为什么对学生不公平。

——但是这么做会不会让孩子受到报复？

2. 已经无法信任老师了，最聪明的做法应该是转学吧？

——这可能不是孩子想要的。和朋友分开也很难过吧？

3. 让孩子一五一十地说出这段时间在学校受到的伤害。最好仔细倾听孩子觉得难过的事。

——如果提起孩子难过的事，又让孩子做噩梦或遭受更强烈的痛苦，那该怎么办？

4. 妈妈应该先对自己的错误道歉。

——道歉后，妈妈的心里或许会好过一些，但是会不会就此失去孩子对妈妈的信任？日后发生其他问题，会不会又怪罪妈妈？如果父母的权威受损，之后父母说的话对孩子都没用，那该怎么办？

不要成为二次伤害者

首先必须思考的是，谁应该最优先受到保护和照顾。是女儿，是老师（和学校），还是母亲自己？

最该优先关注的人，当然是女儿。女儿是未成年人，有智力障碍，又是受伤害的人。至于母亲的自责或老师的问题，那是之后的事。

首先，母亲应该向女儿道歉。

"妈妈亲眼看到后，才知道你说的话都对。很抱歉那时候没有相信你，反而帮老师说话。妈妈真的很对不起你。"

真心道歉后，再问孩子"你那段时间上学的时候，心情怎么样"，孩子才会说出自己的心情。

"老师偏爱那个学生的时候，你的心情怎么样？"

如果孩子答不出来，不妨更具体地询问孩子。

"（对于学生 A 或老师）你那时候想怎么对付她们？讨厌她们吗？想揍她们吗？"尽可能具体地询问。

这些直白的问题，代表母亲接纳女儿的心情，也代表母亲传达给女儿的心情是"就算你有想伤害她们的心也没关系，这表示你是那么难过、那么委屈"。

过去在孩子的心中，或许早将母亲视为二次伤害者。因为当孩子说出受到的伤害时，母亲并未深入追究，而是单方面地偏袒老师。如果是那样，那么母亲对孩子造成的伤害，绝对远比老师带来的伤害更深。没有解决这个问题，想直接让孩子说出如何被老师伤害，无异于缘木求鱼。

所以母亲的道歉是第一要务，不可或缺。道歉不是随便的道歉，必须"用尽全身的力量"道歉。唯有如此，孩子才会重新敞开心扉，说出真心话。

所以母亲如此直白的提问，是表达一种接纳，"无论你有什么样的想法，现在妈妈都知道了"，是对孩子的"我了解你，我支持你"迟来的声援。

孩子受到惩罚在普通班度过一天后，当天夜里便做了噩梦，母亲再度去小儿精神科开药。那天孩子在普通班发生了什么事情，母亲必须更具体地询问。仔细询问、倾听，有任何疑惑都应该继续深入询问。发现自己不知道的事实或孩子内在的情绪时，就再次向孩子道歉："原来是这样，你那时候跟妈妈说了，但是妈妈没当回事。"并认同孩子的情绪。如此反复，不断询问。

在这个过程中，母亲的目光要真正放在孩子身上，这等于向孩子宣告："我正关心着你，和你一起烦恼，我的心和你的心在一起。"此时，提问就是传递信息。说些冠冕堂皇的话，满口批评指教，并非有意义的信息。批评指教反倒是一块绊脚石，阻碍了这些重要信息的传递。

比起创伤，旁人的漠视更令人心痛

人们经常认为，重提过去难过的事，会让人回想起当时的痛苦，反而令当事人更加难过。其实难受的不是回想受到的伤害并说出来，而是说出创伤时遭到漠视的感觉，或者对可能遭到漠视的不安。当事人会感到痛苦，是因为在说出创伤时，还承受了其他更大的痛苦与伤害。如果以为说出创伤这件事会让当事人更难受，那真是天大的误会。换言之，重提过去的事之所以痛苦，是因为当时的创伤没能得到共情。尤其当这个痛苦被批评时，痛楚会更深。

人们并不是因为疼痛而不愿揭开伤口，而是因为揭开伤口后，他人却在自己的伤口上撒盐。所以当事人绝不轻易再次重提往事。并非小心翼翼的人才这样，所有人都是如此。

如果有安全感，受伤的人必然更愿意说出自己受到的伤害，而不会刻意回避：只要见到有人流露出一丝愿意倾听自己故事的征兆，哪怕是在陌生的环境中，哪怕对方是陌生人，也愿意通过各种途径说出自己的故事。因为他们渴望被理解与获得安慰，因为他们本能地意识到唯有获得共情，才能避免创伤反复浮现，摆脱随时来袭的悲伤记忆。

母亲必须不断告诉女儿："如今妈妈不再是当时伤害你的那个妈妈了。"这样治疗才能启动。

如果所有人都坚信，提及创伤会对当事人造成更大的伤害，人们将逐渐远离治愈的可能，对人类本身的信赖也将荡然无存。击垮一个人的不是创伤本身，而是旁人对其创伤的负面反应，那才是对当事人的二次伤害。

道歉没有任何副作用

共情工作坊的许多会员担心，父母的道歉可能会带来副作用。假设有对父母折磨了子女一辈子，某天忽然就过去的错误真心向子女道歉，子女会怎么想？会有什么副作用吗？会觉得从此以后可以瞧不起父母、任意对待父母了吗？还是看见父母逐渐衰老，决定从此尽情嘲笑父母？既然父母承认了过去的错误，那么身为子女就一定要大发脾气，发泄过去受到的伤害和痛苦？

不会的，情况正好相反。子女会激动得落泪，还会对之前视为仇人的父母生出感恩的心，也必然会愿意原谅父母。

即使是曾经有过家庭暴力的父母，只要真心向子女道歉，子女也会放下自尊回心转意。他们一方面谅解了父母，一方面从中得到深刻的安慰。直到此时，他们才大多能从困扰自己的创伤中稍稍获得解脱。真心诚意的道歉具有这股力量，完全没有副作用。

如果大人道歉，孩子会不会变得不礼貌？大人的权威受损，之后若无法再管教孩子，该怎么办才好？这样的猜想同样毫无意义。那是惰性、惯性的思维，也是错误的想法。

母亲："妈妈真的对你很抱歉。"

女儿："干吗这样，没事啦，妈妈。"

母亲："不是，妈妈今天真的、真的太生气了。去毕业旅行看到那样的情形，觉得以前没有好好听你说话，非常抱歉。"

必须像这样用尽全身的力量表达歉意才行。即使孩子会因感到尴尬或慌张而试图转移话题或逃避，也要将话题带回，继续说到孩子真心接纳为止。

父母口头告诉孩子的"我爱你"，比不上孩子亲身感受到父母爱着自己。道歉也是一样，不是一句"对不起"就好，而是要让孩子知道母亲有多么愧疚、心痛，让母亲的歉意在孩子心里发酵，这才是真正的道歉。

"妈妈心里是那么想的，真的。我真的对你很抱歉。"

道歉之后，才能深入询问孩子感到痛苦的往事。非问不可。

如此一来，治疗才能像软膏渗入皮肤般发挥作用。

掌握情况后，母亲不应该立刻去学校抗议，更重要的是告诉孩子："妈妈现在很生气，甚至想冲到你们老师面前理论。错在老师，不在你。"

比起赶往学校解决现实的问题，母亲更应尽快将这种心情传达给孩子，这也是最能有效安抚孩子的方法。如果母亲没有那么做，反而先跑到学校，只会平添孩子日后校园生活的负担，徒增孩子的不满。母亲必须先集中精力在安抚孩子的心情上，让孩子感到舒适自在。如此一来，在接下来的过程中才不会出现任何副作用。

当孩子感到舒适自在后，再向学校提出抗议，若有需要也可以转学。只要孩子确信母亲永远站在自己这边，亲子之间形成稳定的联系，那么之后无论出现多么困难的课题，都能携手共同克服。亲子之间的这种"同一阵线"的信心，能让彼此的生活更为顺遂、安适，自然也能累积丰沛的能量。

人心永远是对的

母亲 S 寄来的第二封信。

　　我和女儿度过了情绪激烈碰撞的一周。我真心告诉女儿："很抱歉你告诉妈妈老师偏心的时候，妈妈没有放在心里。很抱歉妈妈忽视你的情绪，反而偏袒老师。以后妈妈一定努力专心听你说的话。"第二天我又告诉女儿一遍。

女儿心上的锁解开了，门闩也拉开了。她向我讲述了老师的不公和打压，滔滔不绝地说出自己的委屈。有时和女儿边走边聊天，女儿越说越激动，和女儿道别之际，我会说出自己的愤怒和伤心。有时我会停下脚步，站着等女儿继续说完，此时我必定凝视女儿的双眼，就这样每天热烈地聊一两个小时。"这么小的孩子，竟然有这么多的创伤，之前一定过得很辛苦吧！"听着女儿的故事，我感到无比沉重。

一个星期以来，我全身心地倾听了女儿的心声之后，才真正有了当母亲的感觉。这段时间非常宝贵，仿佛心里冒出一股温热的泉水，温暖了全身。女儿要我别告诉老师，说她怕老师生气。我安抚了女儿，说妈妈会去找老师，一五一十地告诉老师，要她别太担心。随后我去了学校。我告诉老师孩子的说法和我自己的感受。面谈过程中，老师也流下眼泪，声音颤抖了起来，我诚心请求老师能公平对待每个孩子。

在这两年半内，孩子的心肯定伤痕累累，而身为母亲的我，却认为"老师会好好照顾孩子的"，用敷衍的态度忽略问题。因为担心老师会视女儿为眼中钉，也担心老师会觉得我这个家长太冒失，所以我一直没有真正表达出自己的心声。我很难过自己如此无知。

为什么我这么害怕告诉老师女儿的情绪和我的反对态度呢？我想利用这次机会，鼓起勇气积极表达出我的感受和情绪。我也想告诉女儿，谢谢她和我一起度过终生难忘的宝贵时光。

母亲S相信向女儿道歉也无妨，相信女儿是对的，关于这点，我要为她献上掌声。女儿是对的，母亲也是对的。人心永远是对的。

克制批评指教的欲望

"我真想杀了你。"

不知从何时开始，女儿竟对我如此口出恶言。我非常惊讶，虚脱感与自责笼罩着我："这孩子这么恨我吗？"我担心她喝酒晚归，她竟对我大喊："你到现在还想绑着我，还想让我照你的意思做事!"母女俩闹得不欢而散。虽然我告诉女儿是因为担心她才会那样,不过坦白说,我想改掉女儿坏习惯的想法的确更强烈。

从女儿小时候开始,我和她聊天的时候,从未想过"这孩子为什么会说那些话",只是按照我的想法和判断得出结论,单方面对女儿发出指令。我以为那是身为父母应该做的。之后我试着重新和女儿对话,她却号啕大哭说:"我到现在都还得看你的脸色。"

女儿有严重的抑郁症和社交恐惧症,研究生休学后,整天待在家里。她也不爱购物,只是喜欢熬夜逛购物网站,白天睡一整天。有时候晚上出门,一定会喝到凌晨才回家,甚至外宿的情况也不少。

这时,我们母女俩必定少不了一番冲突。女儿总会这么对我说:"人生二十七年来,我所有压力的来源都是你。"(事事要求完美的我,确实是造成压力的罪魁祸首。)

"别再说你是因为爱我了。那只是你的期待,不是我要的爱。"(我希望女儿过得更好,所以干涉她的一切,对她唠叨不休,还错以为那是关爱。)

女儿几乎是吼着告诉我:"活到二十七岁,我觉得现在最幸福。如果你想阻止我,那就是希望我变得不幸!"她似乎把喝酒到深夜当作逃离母亲的幸福了，也像是挣扎着告诉我"我现在已经是成人了"，要我正视这个事实。

"妈妈你不希望看到我幸福吗？直到现在，我做所有事情都要经过你的同意。你知道我这五年来过得多痛苦吗？早上睁开眼就想死，每天都在哭。"

听到这句话，我像是触电般呆在那里。身为一个母亲，我该如何是好？要认同并尊重她作为一个独立的个体，这对我来说似乎并不容易。

面对女儿将母亲视为加害者的想法，母亲该如何处理并给予帮助？该认同孩子的哪些部分？哪些部分才是孩子真正的感受，是走进孩子内心的"门把"？我之前说过，找出这个门把，给予共情后，就能转开门把，打开通往内心的大门。

女儿外在的行为相当激烈，也令母亲难过，看似是不易解决的问题，其实女儿就像出考题并指出答案的老师一样，正不厌其烦地一再展现自我最原始的面貌。她其实是对着母亲大吼"这里是门""这是门把""别再探索这面墙了，快看看这里吧"。

子女大多会毫无保留地向父母表达自己的情绪，只是父母常像盲人摸象般搞不清楚状况。女儿已经说出了自我的核心感受，指出了门把的位置。只要全心共情她的感受，就能走入她的内心。

治疗也将由此开始。

即使是难以认同的心情也要尊重

"五年来每天晚上都想死"和"活到现在，觉得目前最幸福"，女儿当下最迫切表达的两种自我感受，正是母亲最难以认同的情绪。即使和母亲的想法不同，女儿的感受也是对的。一个人的感受，不是其他人可以随意指责的。自我的想法和感受不是批评指教的对象，而是必须获得绝对尊重的核心。

如果是我，会这样回答女儿："原来你这么痛苦。每天深夜都想死，但是妈妈什么都没注意到。真的对不起。"我会最先关注女儿想死的心情，认同她，接纳她。试想女儿每分每秒都处在生不如死的地狱中，母亲却不知道她的痛苦，女儿会有多么茫然绝望？我也想告诉她："你过得那么痛苦，还愿意为妈妈苦撑下来，谢谢你。"

女儿也明确说出了另一个感受：现在每晚失眠和酒精陪伴的生活最幸福。如果是我，会这样告诉她："看来是酒精拯救了你，很抱歉每次都对你唠叨，要你别再喝酒。你觉得幸福，我也开心。你想喝就喝吧，也可以点些小菜配酒喝。是妈妈的无知让你变成这样，还好你还有一个觉得幸福的角落，之前我不了解情况，还对你说三道四。"

或许有人会质疑："有必要委屈到这种程度吗？""不会太夸张了吗？"甚至可能会大惊失色地问："等等，还要叫她去喝酒吗？"这不夸张。大腿受重伤而失血时，为了尽快止血，必须用止血带紧紧绑住大腿上方。这时不会有人说绑太紧大腿会痛，最好动作温柔一点。在大量出血的紧急情况下，对身体施与的压迫必然与平时的肌肤接触不同。

同样地，现在女儿的情况也很危急，必须用尽一切共情方法以防止出血。这不夸张，正如一首歌的歌词一样，母亲必须积极向女儿传达这样的信息："除了你的心情，我的什么想法都不重要。"这个决心源自母亲内在的声音——无论你做出什么举动，妈妈都不会妄下定论，而是会完全尊重你。

开导与教训的本质

和我长谈后，这位母亲向女儿道了歉。不仅如此，她还毫无保留地说出了自己的心情。那天，女儿对她大吼："别装作了解我的样子。不要现在才假装共情我！"但是大约两周后，她晚上坐在电脑前的天数逐渐减少，也开始规律地睡觉了。据说这是近几年来第一次这样。女儿昼伏夜出的生活逐渐回到正轨，喝酒晚归的日子也逐渐减少了。

又过两周后，某天女儿说自己肚子不舒服，邀母亲一起去一趟医院。母女同行的一路上，这位母亲经过探索与寻找，最终打开了女儿的心门，重新看见了女儿。

共情是发生在人与人之间的交流，而开导是以"我知道一切，而你什么都不知道"为前提，在"有我没有你"的情况下出现的单向灌输。所以开导与教训的本质是暴力，在心理方面尤其如此。

"去喝酒的时候，为什么你觉得那么幸福？"

虽然母亲无法理解，但母亲的想法与女儿的想法无关。所以越是如此，越得向女儿问清楚。在询问、理解之前，母亲单方面对女儿施加的想法并非关爱或教育，那只是心理绑架。

先聚焦感受，向对方询问并倾听回答，接着再不断询问、倾听，对方的内心与事情的面貌将会逐渐清晰。"原来如此。那是在什么样的心情下选择那样做的呢？你的心情怎么样？"在如桌球游戏般你来我往的过程中，双方的心慢慢贴近，彼此的声音也将清晰地传入对方的耳朵里。共情亦是共鸣。

倾听他人的心声时，万万不可有批评指教。批评指教的另一个名字是公理。公理更为暴力。比起被咒骂击倒的人，我看过更多被公理击倒的人。

亲子教育中的小把戏

一个要好的朋友忧心忡忡地向我求救，说孩子今年六岁，幼儿园换了半年左右，孩子忽然开始每天吵着不想去上学，时常哭着说小朋友不愿意跟她一起玩，搞得全家心惊肉跳。听了孩子的说法，母亲才知道是孩子和其他小朋友处得不好。幼儿园有一个七岁的姐姐，带着其他四个六岁的女孩组成"五公主"，经常在一起玩，孩子没办法融入她们，非常难过。

朋友找老师商量，结果发现问题出在自己的孩子身上。如果没能当上游戏的主角，孩子会立刻号啕大哭，其他小朋友都讨厌她。老师建议父母在家多协助孩子，一起照顾孩子的外祖父母和他们夫妻俩，日复一日地开导孩子："不要动不动就哭，要好好对待其他小朋友，那样其他小朋友才会喜欢你呀。"朋友每天都得连哄带骗不想去幼儿园的孩子，有时甚至得发脾气，才能把孩子送去。

后来不知从何时开始，她发现孩子频繁地上厕所，频率近乎异常，仔细一算，孩子一天竟上厕所超过三十次。带孩子去医院接受了各种检查，医师说孩子的身体没有任何异常，又问孩子是否承受了太大压力。朋友再次前往幼儿园，说明孩子的状态，也向老师求助，然而老师们只是一再强调，会努力帮助孩子融入其他小朋友。然而，之后孩子的状态并未好转，上厕所的次数从三十次增加到四十次，有时甚至接近五十次。

听完朋友的故事，我要她先别送孩子到幼儿园了。之所以这么说，不是因为我不清楚复杂的现实情况，而是孩子正承受着巨大的压力，才会那样频繁地上厕所，继续让孩子待在那样的状况中，对解决问题毫无帮助。

我建议朋友先让孩子在家（或幼儿园以外的舒适环境）里休息，试着和孩子紧密生活一段时间，最好仔细询问孩子发生了什么事，并和孩子谈论此事。仔细掌握孩子的情况，比其他任何事都重要。

朋友告诉孩子："接下来不用去幼儿园了。你在幼儿园里发生了太多难过的事情，最好先休息一阵子。现在就在家里玩吧。"孩子听了非常开心。虽然孩子上厕所的频率仍未改善，不过朋友总算能和她一点一滴地聊起之前的事了。

"妈妈，其他小朋友为了不让我加入游戏，一看到我就跑。七岁的多彬姐姐只给我蓝色色纸，却给其他五公主漂亮的粉红色色纸。我每次去找其他小朋友一起玩，她们都说'你不可以进来玩'，说完就一起跑走，还把门关起来。我在门前哭了好久。我每天都自己一个人玩。"

孩子一一道出在幼儿园遭遇的各种难过的情况。问孩子为什么都不跟妈妈说，孩子答道："我都说不想去幼儿园了，你还是每天叫我去啊。说了你还会发脾气，所以我就不说了。"问孩子为什么不跟幼儿园老师说，孩子回答："我觉得老师不会相信我说的话……"说完哭个不停。对话的最后，孩子哭着问妈妈能不能教训一下那些孩子，还有在教训她们的时候，自己可不可以偷偷在旁边看。随后，孩子解释了提出这个要求的原因："我不是只想到我自己，也想到其他小朋友。虽然我现在不用再去那里，但是我真的很担心那里的小朋友。"

附和孩子，和孩子一起生气

我告诉朋友，务必双眼直视孩子，用心倾听孩子说话，并且用尽全身的力量给予共情。之后每当孩子说起幼儿园的事情，朋友都会用力点头，专注倾听，并且随时附和孩子。孩子愤愤不平地说起排挤自己的五公主时，母亲也激动地跟着一起生气。她明确地将自己共情孩子的心传达给孩子，甚至到了别人都觉得太夸张的程度。

"妈妈听你说起那坏心的五公主，气得晚上都睡不好觉。怎么会有这样的小朋友啊？我的宝贝女儿一定很伤心难过吧？妈妈一定要教训一下她们。要怎么教训才好呢？"听完母亲的话，孩子立刻提出各种建议："真的要教训她们吗？最好打她们的屁股、捏她们的脸，还要大声骂她们，让她们害怕。"

听完孩子的建议，朋友经过一番思考后，告诉孩子："妈妈已经去过幼儿园找五公主，好好教训过她们了。"虽然没有真的那么做，但是每每凝视孩子的双眼，听孩子说出自己受到的伤害，朋友确实气到无法忍受。

"我去幼儿园叫出五公主，让她们排排站好，用拳头敲了 A 的头三下，还用力捏了 B 的脸。C 最坏，所以敲了她的头五下……"

朋友一一点出小朋友的名字，说明如何教训的每个人，又敲了她们的头几下。

"你们这些欺负其他小朋友的人，都应该受到惩罚。我和老师商量过了，你们接下来一个月都不能吃点心！"

孩子全神贯注地听着母亲如何教训排挤自己的五公主，同时发出一连串的疑问：B 那时候的表情怎么样；C 被妈妈骂完有没有哭，怎么哭，有没有说什么；点心是不是一天只能吃一次，是不是不能吃两次，等等。朋友说，之后孩子仍一直吵着要听教训五公主的事，所以她连续说了三次，每次说的内容都完全相同，自己都觉得累了。听完母亲第三次的说明后，孩子哭了，对母亲说道："妈妈，谢谢你，我心里一下子轻松了。"（朋友无法相信这是六岁孩子会说的话，又问了几次："真的吗?"）

之后孩子上厕所的次数逐渐减少，终于恢复正常了。尽管如此，不知是否偶尔想起仍会感到气愤难当，孩子之后仍多次提到当时的委屈。这时，全家人都会附和孩子，陪孩子一起生气。后来父亲也去了幼儿园教训五公主（当然也是假的）。父亲告诉女儿，自己也气得受不了，把她们一个一个都好好教训了一番。

渐渐地，围绕五公主的话题减少了，好一阵子没有再谈到五公主，全家人的生活恢复了平静。不料四个月后，前往新幼儿园报到的那天，孩子又重新提起五公主："妈妈，我们一定要把五公主做的坏事画成海报，贴在新的幼儿园里和附近。"朋友连声附和"没错，没错"，后来，孩子把这件事忘得一干二净，目前在新幼儿园愉快学习中。

多亏父母全心全意共情六岁孩子的痛苦，孩子最终获得了自由。遇见痛苦难过的人，我们通常不太关心如何用尽全力共情对方，也很少在对方身上付出一丝一毫的精力，而只是站在远处不费力气地指手画脚、批评指教，所以才会说出"其他小朋友不喜欢你，你应该先好好对待其他小朋友"这样的话。

批评指教的方式无法解决对方的痛苦，而共情他人的痛苦犹如投入一场"心理战"，需要消耗大量的精力。这是为对方卸下世界上最沉重的包袱的唯一办法。

所以，说谎也没关系吗？

朋友并非不能共情孩子的痛苦，却又必须用谎言在孩子面前上演一场共情秀。事实是欺负孩子的小朋友有错在先，虽然朋友想化解孩子的愤怒，但是又不能真的去教训那些小朋友，只好向孩子口头描绘一场惩罚教育。

但是这毕竟是说谎，这样真的好吗？母亲以保护孩子为由在孩子面前说谎，这样做没有问题吗？如果之后孩子再遇到五公主，发现原来母亲说的话不是真的，不会觉得父母欺骗了她吗？又或者孩子未来和其他小朋友也发生类似的问题时，又提出相同的要求，"妈妈，你再帮我教训一下她们"，那时又该如何是好？看过父母以暴力方式解决问题的孩子，如果日后也试图以暴力手段解决问题，该怎么办？各种各样的担忧困扰着许多父母。

"虽然说是为了共情孩子的痛苦才那么做，但是父母摆明了就是对孩子说谎，可以把这件事正当化吗？"相信不少父母会在意此事，并为此产生罪恶感。

首先，孩子日后真的会怪罪母亲，说"你明明没有教训她们，却还骗我，妈妈是骗子"吗？其实，就像婴儿发现母亲给的是安抚奶嘴时，并不会有被母亲欺骗的感觉一样，朋友女儿对于母亲努力将自己从痛苦中解救出来的行为，只会抱持感恩的心，而不会感到被欺骗。

即便如此，仍有父母非常在意谎言带来的心理负担。在此，我们不妨针对这个主题好好思考一番。这个日常生活中微不足道的谎言，不只发生在上述六岁女儿和母亲的案例中，在其他有子女的家庭中也经常发生。扩大来说，无论子女是六岁还是三十岁，都没有太大差别。甚至不只是亲子关系，在所有相爱的人之间，也经常出现类似的情况。

教育者的偷懒

在一次分享共情故事的聚会上，我征得孩子母亲的同意，说出了这个六岁孩子的故事。家有青春期孩子的母亲 B，哽咽地说道：

> 无论孩子是六岁还是十七岁，每次孩子说起自己难过的事，我总是先指出对错，再说明其他人的立场，最后才问孩子："为什么会发生这件事？"现在回想起来，似乎总

是错过了询问孩子心情的正确时机。即使孩子一再忍耐，好不容易才对我开口，我也是同样的态度。

因为我是妈妈，孩子才会对我求救的。如果是其他温柔的妈妈，肯定会给予响应，然而我只看结果，以为"那样不行，要正确教导孩子才行"，所以总是先为别人着想。后来我才意识到，我把教训当成了教育。我最优先考虑的，总是如何把孩子教育成不被别人指指点点的好孩子。唉，明明可以更好地把握时机，错过这个时机，孩子也可能因此抑郁……如今回想起来，孩子能平安活到现在，是我最感谢的事了。

这里所说的"时机"，直接指出了问题的核心。在我们心中的各个角落，隐藏着看似普通的急救机制，而在日常生活中实践的共情，正是我们得以在无形中拯救某人性命的心理复苏术。

心理复苏术的关键在于时机。如果不立刻实施，将失去一条宝贵的生命。即使幸运救活，也可能留下致命的后遗症。日后接受治疗时，必须投入更多的时间和努力。当这种致命的后遗症不断累积，结果便是丧失活下去的动力。

一天得上厕所四十至五十次的六岁孩子，她的身体状态想必连大人也难以承受。此时此刻，犹如战时，而孩子对母亲说的话，相当于向 119 报案时的紧急求助。接到紧急求助时，必须比照紧急情况给予回应和应对。好比看见紧急出动的 119 救护车，没有哪个警察会开超速罚单吧！

听完 B 的发言，年轻的未婚女性 C 接着开口，说的是自己十二岁时陷入困境、在极其痛苦的某天打电话给母亲的往事。当时她对接起电话的母亲劈头问道："妈，如果我杀了人，你会怎么做？"

母亲的回答简洁明了："杀了人当然要坐牢。"

C 娓娓道出当时听到那句话的感受："我对那句话并不感到难过。那时只说了声'哦'便烦躁地挂掉电话，从此我就放弃了对妈妈的期待，直到现在。我不是不知道杀人要坐牢，才问妈妈那个问题的。那时我需要的只是安慰而已。不管是谎言还是事实，我都不在意。只要那句安慰是为我而说的，我觉得就够了。我想六岁小孩也会是这么想的。"

C 那样说着，仿佛自己就是那个六岁孩子，眼泪不禁扑簌簌地落下来。

母亲"杀人要坐牢"的回答，是完全没听出女儿话中的情绪与意义，给出了小学一年级学生的回答。不，或许小学生更懂话中的含义。女儿没来由地打给母亲的那通电话，已经不是关于日常生活的闲谈了。

"妈，如果我杀了人，你会怎么做"这个问题是女儿发出的SOS。在 C 还是婴儿时，她的母亲肯定能迅速分辨婴儿哭声源于肚子饿还是尿不湿，举一反三，悟性极高。这样的母亲也没有罹患老年痴呆，怎么会听不出话中的含义呢？

几年后，C 才发现和母亲的那段对话带给自己极大的伤害，并再次询问母亲当时为何那样回答。

"这个嘛，我也不知道为什么会那样说。只觉得那样回答才能帮助你回到正轨，不让你误入歧途。"

岂止是 C 的父母，多数韩国父母的想法与反应大同小异，像是都在韩国父母协会接受过训练一样。"难道我是想伤害孩子才那么做的吗？正确教育孩子，培养他们堂堂正正的人格，这是身为父母的义务呀！"

不是的。这是不明就里又不思进取的行为，是教育者偷懒的态度，更是披着教育外衣的暴力。至今仍有不少父母坚信，在父母必须灌输给子女的许多观念中，最重要的是不可以说谎。这种惯性的道德压迫，阻碍了对人心深刻且全面的理解。

"六岁孩子如果再次要求妈妈教训其他小朋友，父母该如何是好？"如果有父母心中存在这样的疑虑，不妨思考以下情境。

一位男士下班回到家，妻子发现丈夫神情有异，问道："在公司发生什么事了？你怎么了?"不料丈夫忽然火气上来，百般无奈地回答："今天先被部长臭骂一顿，下午又被叫进社长办公室骂。真是倒霉！"

那时如果妻子回说"竟敢对你这样的老实人乱骂！我一定要去教训他们，叫他们得到报应"，丈夫的心情会是如何？虽然明知妻子不可能真的追去公司，但是那个瞬间却因为妻子站在了自己这边，心中某一角落感受到了温暖。就是如此神奇。

假设情况颠倒，妻子不想说谎，所以对丈夫实事求是地晓以大义："你要好好表现，我不是叫你多用点心吗？"那么家庭气氛就会回归和平吗？还是这个世界就会充满公平正义？

并非只有大人如此，孩子的心也是一样的。所以父母没必要担心如果自己假装教训了其他小朋友，孩子又再次恳求时，该如何是好。这种担忧不是大人才有，孩子也是一样的；不是只有大人会思考，孩子也有自己的想法。在孩子眼中，和朋友的关系远比和大人的关系更重要、更有价值，所以他们会比大人更谨慎地看待和朋友的关系。

虽说只有六岁，但孩子并不是没有自己的想法。"一有问题发生，妈妈就教训其他小朋友，那我的朋友都离开我了，该怎么办？"他们比大人更担心这样的情形。所以，为了避免父母再次教训朋友，孩子可能宁可选择容忍也不愿告诉父母。

如果父母以为只有自己才有不同的想法和顾虑，就可能会拒绝将孩子视为一个独立的个体。对丈夫可以使用善意的谎言，却强迫孩子不得说谎，这代表父母只将孩子视为受教育的对象。这类父母坚信如果没有父母的教导，孩子就会走上歪路。但其实父母会思考，孩子也会思考。孩子也和父母一样，是一个独立的个体。

能改变一个人的，并非教导

在人们的集体潜意识中，存在着对谎言的畏惧。这不是说我们必须接受谎言，而是一旦牵涉到谎言，人们就难以正视人心。举例来说，我们经常听到类似这样的故事：小时候某人为了掩护同桌朋友，当老师问起朋友去哪里的时候，只好说"他去厕所了"，后来老师发现不是那样，把想要掩护朋友的孩子抓来打手心五十下，并痛骂"我绝对无法原谅说谎的孩子"。那句"他去厕所了"是谎言，还是想要掩护朋友的心？

不只孩子在学校如此，父母在家中也是如此。许多时候，对正义或道德的强迫观念，成了对共情的障碍，造成了致命的伤害。有位母亲穷其一生教导子女必须为人正直，她本人也那样要求自己。然而她曾任职总统的儿子，却撒下弥天大谎，欺骗了整个国家，因收受巨额贿赂遭到关押。教导是教导，人是人，这是两码事。能改变一个人的，并非教导，得到母亲充分的共情而找回自由的孩子，将会成长为与创伤前不同的"全新的自我"。所以即使日后再次遭遇类似的情形，孩子也会以全新的自我面对，而不会回到原点。

天气会在每日风向、湿度、附近气压等所有条件相互影响下不断改变，人心也是如此。人心并非固定不变，而是瞬息万变的。经过治愈的心，将得以持续成长，那便是全新的自我。

只要了解了人心的规律，就不必烦恼孩子会从父母身上学到暴力解决问题的方法。人们必须了解，在伤口治愈的过程中，六岁孩子将切身体会到这样的事实："即使遭遇再困难的事，人生也不会就此完结。这些都是可以解决、可以克服的问题。父母会永远站在我这边。"孩子会带着这股力量活出坚定的人生。

- 如果有安全感，受伤的人必然更愿意说出自己受到的伤害，

  而不会刻意回避：

  只要见到有人流露出一丝愿意倾听自己故事的征兆，

  哪怕是在陌生的环境中，哪怕对方是陌生人，

  也愿意通过各种途径说出自己的故事。

  因为他们渴望被理解与获得安慰。

- 先聚焦感受，向对方询问并倾听回答，

  接着再不断询问、倾听，

  对方的内心与事情的面貌将会逐渐清晰。

  在如桌球游戏般你来我往的过程中，

  双方的心慢慢贴近，彼此的声音也将清晰地传入对方的耳朵里。

在生命中感受与经历过的点滴

我不是精神科医师。考取精神科专业资格证已经是许久前的事，不过我并未受限于某一领域专家的身份，也不希望自己受到那样的限制。在心理治疗的过程中，我只是纯粹的个人。这本书也不是以某一领域专家的身份所写，而是作为一个人的我，将亲身经历、体会到的与心理治疗相关的理论与经验记录下来。像记录口述内容般，写下我心中不断涌出的故事。

　　在这些故事的中心，都有一个男人的身影。这个男人正是我的丈夫。我所经历的一切事件，都有他携手相伴。无论是实质性的陪伴，还是象征性的扶持。我们是彼此的靠山。我在书中提及的个人经验，其实都是从我俩扶持相伴的生命中获得的体悟。

我是个"悲伤的天才""幸福的天才"（这些绰号是他为我取的）。在情感方面，我确实是个不折不扣的"富翁"。见到满身伤痕的人，我的反应就像人们对诗人的形容一样——"最先开始哭，并且哭到最后"；在看似不甚特别的日常生活中，我也能一一挑拣出各种微小的喜悦，并因此感到幸福。我知道自己所拥有的这种情感能力（同时也是我的秘密武器），源于他对我如瀑布般无穷无尽的关注与共情。

在我们相互扶持、彼此依靠的岁月中，我们的生命日渐平顺，所有事物越发清晰。而这一切又扩及我们所见到的人、事、物，生命因而更加平静和睦。

在决定一件大事前，我们总会半开玩笑地引用罗伯特·弗罗斯特的诗，来决定两个人的角色。

雨曾经对风说：

"你去风狂我来雨骤。"

——摘自《曾被击倒》（*Lodged*）

他在著作《我心是地狱时》① 的前言中引用了这首诗。那时

① 作者为郑惠信的丈夫李明洙，该书于 2017 年出版。

我是风，我来风狂他来雨骤；而这一次我是雨，如大雨倾泻般，写下许久之前从别人那里反复听到的问题与答案。

那个问题是："有没有不必去找心理专家，也可以自行治疗的方法？"我想答案就是本书。共情具备最原始的强烈与简洁，能够广泛应用于任何一种关系与冲突中。

若能了解何谓真正的共情，并应用于生命之中，那么多数情况都无须专家的帮助，就能自行获得治疗或给予他人治疗。既然已对冲突或问题防患于未然，自然就可以最大程度地减少不必要的精力消耗。我希望自己在这样的基础上，像一位解剖学家一样精准地剖析共情，并展示在读者面前。

这本书不是在书桌前或医院的诊室内总结出的理论，而是我在令人窒息且死气沉沉的痛苦的案例中、在各种大大小小的创伤接连不断的日常生活中，看见了人们的内心，并从中提取出的结论与经验。用武术来形容的话，它不是架势十足的花拳绣腿，而是真正能发挥力量的实战招数。它可以拯救生命，也可以将深陷泥淖的人救援上岸。

我没有努力将个人感受或见解、结论套进精神医学既有的观点和理论中，也并未削弱或美化任何个人感受或见解、结论，使它妥协、驯服于上述观点和理论。尽管我知道近来精神医学

223

界的趋势，是试图用脑科学与药物学来说明和解释人心的任何变化，但我并不是特别认同。我不愿迎合趋势来修正我的经验和观点，只想按照我的视角和态度，综合整理我所感受、经历的一切。

这次扮演"风"的我的丈夫，比平时刮起了更强烈的风。其实，他就是推动适用心理学的"始作俑者"。他让原本安稳地待在精神医学圈子里的我，经历了无尽的考验，产生了动摇。当他问起关于治疗的问题时，如果我以精神医学的结论回答，他总会反问我："就这样？"二十多年来始终如此。为了回答他每一个具有挑战性的问题，我必须积极寻找解答，这个过程奠定了适用心理学的重要基础。

我喜欢足球运动员齐达内，即使铜墙铁壁般的敌方守卫包围着他，没有露出任何的破绽，他也能稍一移动，就立刻制造出攻击的空间。在敌方的包围中，齐达内可以踢出一记"天外飞仙"，在自己创造出的空间内大显身手。至今回想起那一刻，我依然心情激动。

共情也是如此。在看似无计可施而令人绝望的痛苦与创伤面前，将共情运用得出神入化的人，必能瞬间创造出治疗的空间。原本看似不存在的空间，将瞬间在眼前展开。这正是共情在人们心中创造的奇迹。经过一番努力，人们将可成功脱离绝

境。共情就是具有如此强大的力量。我已倾尽自□
忧，将共情令人惊讶且惊艳的力量呈现在各位读者面前□

郑惠信

2018 年 9 月

的经验与热